PRELIBATEZZE CINESI

RICETTE AUTENTICHE DELLA TRADIZIONE ORIENTALE

CINZIA LI

Sommario

Pollo semplice saltato in padella

Per 4 persone

1 petto di pollo, tagliato a fettine sottili

2 fette di radice di zenzero, tritata

2 cipolline (scalogno), tritate

15 ml / 1 cucchiaio di farina di mais (amido di mais)

15 ml / 1 cucchiaio di vino di riso o sherry secco

30 ml / 2 cucchiai d'acqua

2,5 ml / ½ cucchiaino di sale

45 ml / 3 cucchiai di olio di arachidi

100 g / 4 oz germogli di bambù, affettati

100 g di funghi, affettati

100 g di germogli di soia

15 ml / 1 cucchiaio di salsa di soia

5 ml / 1 cucchiaino di zucchero

120 ml / 4 fl oz / ½ tazza di brodo di pollo

Metti il pollo in una ciotola. Mescolare lo zenzero, i cipollotti, la farina di mais, il vino o lo sherry, l'acqua e il sale, incorporare il pollo e lasciar riposare per 1 ora. Scaldare metà dell'olio e saltare in padella il pollo finché non sarà leggermente dorato, quindi rimuoverlo dalla padella. Riscaldare l'olio rimanente e saltare in padella i germogli di bambù, i funghi e i germogli di soia per 4 minuti. Aggiungere la salsa di soia, lo zucchero e il brodo, portare a ebollizione, coprire e cuocere a fuoco lento per 5 minuti fino a quando le verdure saranno appena tenere. Rimettere il pollo nella padella, mescolare bene e riscaldare delicatamente prima di servire.

Pollo in salsa di pomodoro

Per 4 persone

30 ml / 2 cucchiai di olio di arachidi

5 ml / 1 cucchiaino di sale

2 spicchi d'aglio, schiacciati

450 g di pollo a cubetti

300 ml / ½ pt / 1¼ tazze di brodo di pollo

120 ml / 4 fl oz / ½ tazza di ketchup di pomodoro (catsup)

15 ml / 1 cucchiaio di farina di mais (amido di mais)

4 cipolline (scalogno), affettate

Scaldare l'olio con il sale e l'aglio fino a quando l'aglio è leggermente dorato. Aggiungere il pollo e saltare in padella finché non sarà leggermente dorato. Aggiungere la maggior parte del brodo, portare a ebollizione, coprire e cuocere a fuoco lento per circa 15 minuti finché il pollo non sarà tenero. Mescolare il brodo rimanente con il ketchup e la farina di mais e mescolare nella padella. Cuocere a fuoco lento, mescolando, fino a quando la salsa si addensa e si schiarisce. Se la salsa è troppo sottile, lasciarla sobbollire per un po 'finché non si sarà ridotta. Aggiungere i cipollotti e cuocere a fuoco lento per 2 minuti prima di servire.

Pollo Con Pomodori

Per 4 persone

225 g di pollo, a dadini

15 ml / 1 cucchiaio di farina di mais (amido di mais)

15 ml / 1 cucchiaio di salsa di soia

15 ml / 1 cucchiaio di vino di riso o sherry secco

45 ml / 3 cucchiai di olio di arachidi

1 cipolla, a dadini

60 ml / 4 cucchiai di brodo di pollo

5 ml / 1 cucchiaino di sale

5 ml / 1 cucchiaino di zucchero

2 pomodori, pelati e tagliati a cubetti

Mescolare il pollo con la farina di mais, la salsa di soia e il vino o lo sherry e lasciare riposare per 30 minuti. Riscaldare l'olio e friggere il pollo fino a quando diventa leggermente colorato. Aggiungere la cipolla e saltare in padella finché non si sarà ammorbidita. Aggiungere il brodo, il sale e lo zucchero, portare a ebollizione e mescolare delicatamente a fuoco basso fino a quando il pollo sarà cotto. Aggiungere i pomodori e mescolare finché non si saranno riscaldati.

Pollo in camicia con pomodori

Per 4 persone

4 porzioni di pollo

4 pomodori, pelati e tagliati in quarti

15 ml / 1 cucchiaio di vino di riso o sherry secco

15 ml / 1 cucchiaio di olio di arachidi

sale

Metti il pollo in una padella e copri con acqua fredda. Portare a ebollizione, coprire e cuocere a fuoco lento per 20 minuti. Aggiungere i pomodori, il vino o lo sherry, l'olio e il sale, coprire e cuocere a fuoco lento per altri 10 minuti fino a quando il pollo è cotto. Disporre il pollo su un piatto da portata caldo e tagliarlo a pezzi. Riscaldare la salsa e versare sopra il pollo per servire.

Pollo e pomodori con salsa di fagioli neri

Per 4 persone

45 ml / 3 cucchiai di olio di arachidi

1 spicchio d'aglio, schiacciato

45 ml / 3 cucchiai di salsa di fagioli neri

225 g di pollo, a dadini

15 ml / 1 cucchiaio di vino di riso o sherry secco

5 ml / 1 cucchiaino di zucchero

15 ml / 1 cucchiaio di salsa di soia

90 ml / 6 cucchiai di brodo di pollo

3 pomodori, pelati e tagliati in quarti

10 ml / 2 cucchiaini di farina di mais (amido di mais)

45 ml / 3 cucchiai d'acqua

Riscaldare l'olio e soffriggere l'aglio per 30 secondi. Aggiungere la salsa di fagioli neri e soffriggere per 30 secondi, quindi aggiungere il pollo e mescolare fino a quando non sarà ben ricoperto d'olio. Aggiungere il vino o lo sherry, lo zucchero, la salsa di soia e il brodo, portare a ebollizione, coprire e cuocere a fuoco lento per circa 5 minuti fino a quando il pollo è cotto. Mescolare la farina di mais e l'acqua fino a ottenere una pasta, mescolare nella padella e cuocere a fuoco lento, mescolando, fino a quando la salsa non si schiarisce e si addensa.

Pollo Cotto Con Verdure

Per 4 persone

1 albume d'uovo

50 g di farina di mais (amido di mais)

225 g di petti di pollo, tagliati a listarelle

75 ml / 5 cucchiai di olio di arachidi

200 g / 7 oz germogli di bambù, tagliati a strisce

50 g di germogli di soia

1 peperone verde, tagliato a listarelle

3 cipolline (scalogno), affettate

1 fetta di radice di zenzero, tritata

1 spicchio d'aglio, tritato

15 ml / 1 cucchiaio di vino di riso o sherry secco

Sbattere l'albume e la farina di mais, quindi immergere le strisce di pollo nella miscela. Riscaldare l'olio a moderatamente caldo e friggere il pollo per alcuni minuti fino a quando non è appena cotto. Togliere dalla padella e scolare bene. Aggiungere i germogli di bambù, i germogli di soia, il pepe, le cipolle, lo zenzero e l'aglio nella padella e saltare in padella per 3 minuti. Aggiungere il vino o lo sherry e rimettere il pollo nella padella. Mescolate bene e scaldate prima di servire.

Pollo alle noci

Per 4 persone

45 ml / 3 cucchiai di olio di arachidi

2 cipolline (scalogno), tritate

1 fetta di radice di zenzero, tritata

450 g di petto di pollo, affettato sottilmente

50 g di prosciutto, sminuzzato

30 ml / 2 cucchiai di salsa di soia

30 ml / 2 cucchiai di vino di riso o sherry secco

5 ml / 1 cucchiaino di zucchero

5 ml / 1 cucchiaino di sale

100 g / 4 oz / 1 tazza di noci, tritate

Riscaldare l'olio e soffriggere le cipolle e lo zenzero per 1 minuto. Aggiungere il pollo e il prosciutto e saltare in padella per 5 minuti fino a cottura quasi ultimata. Aggiungere la salsa di soia, il vino o lo sherry, lo zucchero e il sale e saltare in padella per 3 minuti. Aggiungere le noci e saltare in padella per 1 minuto fino a quando gli ingredienti sono ben amalgamati.

Pollo con le noci

Per 4 persone

100 g / 4 oz / 1 tazza di noci sgusciate, tagliate a metà

olio per friggere

45 ml / 3 cucchiai di olio di arachidi

2 fette di radice di zenzero, tritata

225 g di pollo, a dadini

100 g / 4 oz germogli di bambù, affettati

75 ml / 5 cucchiai di brodo di pollo

Preparare le noci, scaldare l'olio e friggere le noci fino a doratura, quindi scolarle bene. Riscaldare l'olio di arachidi e soffriggere lo zenzero per 30 secondi. Aggiungere il pollo e saltare in padella finché non sarà leggermente dorato. Aggiungere gli altri ingredienti, portare a ebollizione e cuocere a fuoco lento, mescolando, fino a quando il pollo sarà cotto.

Pollo con Castagne d'Acqua

Per 4 persone

45 ml / 3 cucchiai di olio di arachidi

2 spicchi d'aglio, schiacciati

2 cipolline (scalogno), tritate

1 fetta di radice di zenzero, tritata

225 g di petto di pollo, tagliato a scaglie

100 g di castagne d'acqua, tagliate a scaglie

45 ml / 3 cucchiai di salsa di soia

15 ml / 1 cucchiaio di vino di riso o sherry secco

5 ml / 1 cucchiaino di farina di mais (amido di mais)

Scaldare l'olio e soffriggere l'aglio, i cipollotti e lo zenzero fino a quando saranno leggermente dorati. Aggiungere il pollo e saltare in padella per 5 minuti. Aggiungere le castagne d'acqua e saltare in padella per 3 minuti. Aggiungere la salsa di soia, il vino o lo sherry e la farina di mais e saltare in padella per circa 5 minuti fino a quando il pollo è cotto.

Pollo salato con castagne d'acqua

Per 4 persone

30 ml / 2 cucchiai di olio di arachidi

4 pezzi di pollo

3 cipolline (scalogno), tritate

2 spicchi d'aglio, schiacciati

1 fetta di radice di zenzero, tritata

250 ml / 8 fl oz / 1 tazza di salsa di soia

30 ml / 2 cucchiai di vino di riso o sherry secco

30 ml / 2 cucchiai di zucchero di canna

5 ml / 1 cucchiaino di sale

375 ml / 13 fl oz / 1¼ tazze di acqua

225 g di castagne d'acqua, affettate

15 ml / 1 cucchiaio di farina di mais (amido di mais)

Riscaldare l'olio e friggere i pezzi di pollo fino a dorarli. Aggiungere i cipollotti, l'aglio e lo zenzero e soffriggere per 2 minuti. Aggiungere la salsa di soia, il vino o lo sherry, lo zucchero e il sale e mescolare bene. Aggiungere l'acqua e portare a ebollizione, coprire e cuocere a fuoco lento per 20 minuti. Aggiungere le castagne d'acqua, coprire e cuocere per altri 20 minuti. Mescolare la farina di mais con un po 'd acqua, incorporarla nella salsa e cuocere a fuoco lento, mescolando, fino a quando la salsa non si schiarisce e si addensa.

Fagottini Di Pollo

Per 4 persone

4 funghi cinesi secchi

450 g di petto di pollo, sminuzzato

225 g di verdure miste, tritate

1 cipollotto (scalogno), tritato

15 ml / 1 cucchiaio di salsa di soia

2,5 ml / ½ cucchiaino di sale

40 pelli di wonton

1 uovo, sbattuto

Mettere a bagno i funghi in acqua tiepida per 30 minuti, quindi scolarli. Eliminare i gambi e tritare i cappelli. Mescolare con il pollo, le verdure, la salsa di soia e il sale.

Per piegare i wonton, tieni la pelle nel palmo della mano sinistra e versa un po 'di ripieno al centro. Inumidite i bordi con l'uovo e piegate la pelle in un triangolo, sigillando i bordi. Inumidisci gli angoli con l'uovo e girali insieme.

Porta a ebollizione una pentola piena d'acqua. Aggiungere i wonton e cuocere a fuoco lento per circa 10 minuti finché non raggiungono la superficie.

Ali di pollo croccanti

Per 4 persone

900 g / 2 libbre di ali di pollo

60 ml / 4 cucchiai di vino di riso o sherry secco

60 ml / 4 cucchiai di salsa di soia

50 g / 2 oz / ½ tazza di farina di mais (amido di mais)

olio di arachidi (arachidi) per friggere

Metti le ali di pollo in una ciotola. Amalgamate gli altri ingredienti e versateli sulle ali di pollo, mescolando bene in modo che siano ricoperte dalla salsa. Coprite e lasciate riposare per 30 minuti. Riscaldare l'olio e friggere il pollo poco alla volta fino a quando è cotto e diventa marrone scuro. Scolare bene su carta assorbente e tenere al caldo mentre si frigge il pollo rimasto.

Ali di pollo alle cinque spezie

Per 4 persone

30 ml / 2 cucchiai di olio di arachidi

2 spicchi d'aglio, schiacciati

450 g / 1 libbra di ali di pollo

250 ml / 8 fl oz / 1 tazza di brodo di pollo

30 ml / 2 cucchiai di salsa di soia

5 ml / 1 cucchiaino di zucchero

5 ml / 1 cucchiaino di polvere di cinque spezie

Riscaldare l'olio e l'aglio fino a quando l'aglio è leggermente dorato. Aggiungere il pollo e friggere fino a quando non sarà leggermente dorato. Aggiungere gli altri ingredienti mescolando bene e portare a ebollizione. Coprire e cuocere a fuoco lento per circa 15 minuti fino a quando il pollo è cotto. Rimuovere il coperchio e continuare a cuocere a fuoco lento, mescolando di tanto in tanto, fino a quando quasi tutto il liquido sarà evaporato. Servire caldo o freddo.

Ali Di Pollo Marinate

Per 4 persone

45 ml / 3 cucchiai di salsa di soia

45 ml / 3 cucchiai di vino di riso o sherry secco

30 ml / 2 cucchiai di zucchero di canna

5 ml / 1 cucchiaino di radice di zenzero grattugiata

2 spicchi d'aglio, schiacciati

6 cipolline (scalogno), affettate

450 g / 1 libbra di ali di pollo

30 ml / 2 cucchiai di olio di arachidi

225 g / 8 oz germogli di bambù, affettati

20 ml / 4 cucchiaini di farina di mais (amido di mais)

175 ml / 6 fl oz / ¾ tazza di brodo di pollo

Mescolare la salsa di soia, il vino o lo sherry, lo zucchero, lo zenzero, l'aglio e i cipollotti. Aggiungere le ali di pollo e mescolare per ricoprire completamente. Coprite e lasciate riposare per 1 ora mescolando di tanto in tanto. Riscaldare l'olio e saltare in padella i germogli di bambù per 2 minuti. Rimuovili dalla padella. Scolare il pollo e le cipolle, riservando la marinata. Riscaldare l'olio e saltare in padella il pollo finché non sarà dorato su tutti i lati. Coprite e cuocete per altri 20 minuti finché il pollo non sarà tenero. Frullare la maizena con il brodo e la marinata messa da parte. Versare sopra il pollo e portare a ebollizione, mescolando, finché la salsa non si sarà addensata. Incorporare i germogli di bambù e cuocere a fuoco lento, mescolando, per altri 2 minuti.

Ali di pollo reali

Per 4 persone

12 ali di pollo

250 ml / 8 fl oz / 1 tazza di olio di arachidi

15 ml / 1 cucchiaio di zucchero semolato

2 cipollotti (scalogno), tagliati a pezzi

5 fette di radice di zenzero

5 ml / 1 cucchiaino di sale

45 ml / 3 cucchiai di salsa di soia

250 ml / 8 fl oz / 1 tazza di vino di riso o sherry secco

250 ml / 8 fl oz / 1 tazza di brodo di pollo

10 fette di germogli di bambù

15 ml / 1 cucchiaio di farina di mais (amido di mais)

15 ml / 1 cucchiaio di acqua

2,5 ml / ½ cucchiaino di olio di sesamo

Sbollentare le ali di pollo in acqua bollente per 5 minuti quindi scolarle bene. Scaldare l'olio, aggiungere lo zucchero e mescolare fino a quando non sarà sciolto e dorato. Aggiungere il pollo, i cipollotti, lo zenzero, il sale, la salsa di soia, il vino e il brodo, portare a ebollizione e cuocere a fuoco lento per 20 minuti. Aggiungere i germogli di bambù e cuocere a fuoco lento per 2 minuti o finché il liquido non sarà quasi del tutto evaporato.

Frullare la farina di mais con l'acqua, mescolarla nella padella e mescolare fino a che non sia densa. Trasferire le ali di pollo in un piatto da portata caldo e servire cosparse di olio di sesamo.

Ali Di Pollo Speziate

Per 4 persone

30 ml / 2 cucchiai di olio di arachidi

5 ml / 1 cucchiaino di sale

2 spicchi d'aglio, schiacciati

900 g / 2 libbre di ali di pollo

30 ml / 2 cucchiai di vino di riso o sherry secco

30 ml / 2 cucchiai di salsa di soia

30 ml / 2 cucchiai di passata di pomodoro (pasta)

15 ml / 1 cucchiaio di salsa Worcestershire

Riscaldare l'olio, il sale e l'aglio e soffriggere fino a quando l'aglio diventa leggermente dorato. Aggiungere le ali di pollo e friggere, mescolando spesso, per circa 10 minuti fino a doratura e quasi completamente cotte. Aggiungere gli ingredienti rimanenti e saltare in padella per circa 5 minuti fino a quando il pollo è croccante e ben cotto.

Cosce Di Pollo Alla Griglia

Per 4 persone

16 cosce di pollo

30 ml / 2 cucchiai di vino di riso o sherry secco

30 ml / 2 cucchiai di aceto di vino

30 ml / 2 cucchiai di olio d'oliva

sale e pepe macinato fresco

120 ml / 4 fl oz / ½ tazza di succo d'arancia

30 ml / 2 cucchiai di salsa di soia

30 ml / 2 cucchiai di miele

15 ml / 1 cucchiaio di succo di limone

2 fette di radice di zenzero, tritata

120 ml / 4 fl oz / ½ tazza di salsa al peperoncino

Mescolate insieme tutti gli ingredienti tranne la salsa al peperoncino, coprite e lasciate marinare in frigorifero per una notte. Togliere il pollo dalla marinata e grigliare o grigliare (cuocere alla griglia) per circa 25 minuti, girando e unendo con la salsa al peperoncino durante la cottura.

Cosce di pollo Hoisin

Per 4 persone

8 cosce di pollo

600 ml / 1 pt / 2½ tazze di brodo di pollo

sale e pepe macinato fresco

250 ml / 8 fl oz / 1 tazza di salsa hoisin

30 ml / 2 cucchiai di farina semplice (per tutti gli usi)

2 uova sbattute

100 g / 4 oz / 1 tazza di pangrattato

olio per friggere

Mettere le bacchette e il brodo in una padella, portare a ebollizione, coprire e cuocere a fuoco lento per 20 minuti fino a cottura ultimata. Togli il pollo dalla padella e asciugalo tamponando su carta assorbente. Mettere il pollo in una ciotola e condire con sale e pepe. Versare sopra la salsa hoisin e lasciare marinare per 1 ora. Scolare. Mettere il pollo nella farina, quindi ricoprirlo con le uova e il pangrattato, quindi di nuovo nell'uovo e nel pangrattato. Riscaldare l'olio e friggere il pollo per circa 5 minuti fino a doratura. Scolare su carta assorbente e servire caldo o freddo.

Pollo brasato

Per 4-6 persone

75 ml / 5 cucchiai di olio di arachidi

1 pollo

3 cipolline (scalogno), affettate

3 fette di radice di zenzero

120 ml / 4 fl oz / ½ tazza di salsa di soia

30 ml / 2 cucchiai di vino di riso o sherry secco

5 ml / 1 cucchiaino di zucchero

Riscaldare l'olio e friggere il pollo fino a doratura. Aggiungere i cipollotti, lo zenzero, la salsa di soia e il vino o lo sherry e portare a ebollizione. Coprire e cuocere a fuoco lento per 30 minuti, girando di tanto in tanto. Aggiungere lo zucchero, coprire e cuocere a fuoco lento per altri 30 minuti fino a quando il pollo è cotto.

Pollo fritto croccante

Per 4 persone

1 pollo

sale

30 ml / 2 cucchiai di vino di riso o sherry secco

3 cipollotti (scalogno), tagliati a dadini

1 fetta di radice di zenzero

30 ml / 2 cucchiai di salsa di soia

30 ml / 2 cucchiai di zucchero

5 ml / 1 cucchiaino di chiodi di garofano interi

5 ml / 1 cucchiaino di sale

5 ml / 1 cucchiaino di pepe in grani

150 ml / ¼ pt / generoso ½ tazza di brodo di pollo

olio per friggere

1 lattuga, sminuzzata

4 pomodori, affettati

½ cetriolo, a fette

Strofinare il pollo con sale e lasciar riposare per 3 ore. Risciacquare e mettere in una ciotola. Aggiungere il vino o lo sherry, lo zenzero, la salsa di soia, lo zucchero, i chiodi di garofano, il sale, i grani di pepe e il brodo e imbastire bene. Mettere la ciotola in una vaporiera, coprire e cuocere a vapore per circa 2¼ ore fino a quando il pollo è completamente cotto. Scolare. Riscaldare l'olio fino a quando non fuma, quindi aggiungere il pollo e friggere fino a doratura. Friggere per altri 5 minuti quindi togliere dall'olio e scolare. Tagliarlo a pezzi e disporli su un piatto da portata riscaldato. Guarnire con la lattuga, i pomodori e il cetriolo e servire con una salsa di pepe e sale.

Pollo intero fritto

Per 5 persone

1 pollo

10 ml / 2 cucchiaini di sale

15 ml / 1 cucchiaio di vino di riso o sherry secco

2 cipolline (scalogno), dimezzate

3 fette di radice di zenzero, tagliate a listarelle

olio per friggere

Asciugare il pollo e strofinare la pelle con sale e vino o sherry. Mettere i cipollotti e lo zenzero all'interno della cavità. Appendi il pollo ad asciugare in un luogo fresco per circa 3 ore. Scalda l'olio e metti il pollo in un cestello per friggere. Immergere delicatamente nell'olio e imbastire continuamente dentro e fuori fino a quando il pollo è leggermente colorato. Togliete dall'olio e lasciate raffreddare leggermente mentre riscaldate l'olio. Friggere di nuovo fino a doratura. Scolateli bene e tagliateli a pezzi.

Pollo alle cinque spezie

Per 4-6 persone

1 pollo

120 ml / 4 fl oz / ½ tazza di salsa di soia

2,5 cm / 1 pezzo di radice di zenzero, tritata

1 spicchio d'aglio, schiacciato

15 ml / 1 cucchiaio di polvere di cinque spezie

30 ml / 2 cucchiai di vino di riso o sherry secco

30 ml / 2 cucchiai di miele

2,5 ml / ½ cucchiaino di olio di sesamo

olio per friggere

30 ml / 2 cucchiai di sale

5 ml / 1 cucchiaino di pepe macinato fresco

Metti il pollo in una grande casseruola e riempi d'acqua fino a metà coscia. Riserva 15 ml / 1 cucchiaio di salsa di soia e aggiungi il resto nella padella con lo zenzero, l'aglio e metà della polvere di cinque spezie. Portare a ebollizione, coprire e cuocere a fuoco lento per 5 minuti. Spegnere il fuoco e lasciare riposare il pollo nell'acqua finché l'acqua non sarà tiepida. Scolare.

Tagliare il pollo a metà nel senso della lunghezza e metterlo con la parte tagliata verso il basso in una teglia. Mescolare la restante salsa di soia e la polvere di cinque spezie con il vino o lo sherry, il miele e l'olio di sesamo. Strofinare il composto sul pollo e lasciare riposare per 2 ore, spazzolando di tanto in tanto con il composto. Riscaldare l'olio e friggere le metà del pollo per circa 15 minuti fino a doratura e cottura. Scolateli su carta assorbente e tagliateli a pezzi della grandezza di portata.

Nel frattempo, mescolare sale e pepe e scaldare in una padella asciutta per circa 2 minuti. Servire come salsa con il pollo.

Pollo allo zenzero e cipollotto

Per 4 persone

1 pollo

2 fette di radice di zenzero, tagliate a listarelle

sale e pepe macinato fresco

90 ml / 4 cucchiai di olio di arachidi

8 cipolline (scalogno), tritate finemente

10 ml / 2 cucchiaini di aceto di vino bianco

5 ml / 1 cucchiaino di salsa di soia

Mettere il pollo in una grande casseruola, aggiungere metà dello zenzero e versare acqua a sufficienza quasi a coprire il pollo. Condire con sale e pepe. Portare a ebollizione, coprire e cuocere a fuoco lento per circa 1¼ ore finché sono teneri. Lasciar riposare il pollo nel brodo finché non si raffredda. Scolare il pollo e conservare in frigorifero finché non sarà freddo. Tagliare in porzioni.

Grattugiare lo zenzero rimasto e mescolare con olio, cipolline, aceto di vino e salsa di soia, sale e pepe. Mettete in frigorifero per 1 ora. Mettere i pezzi di pollo in una ciotola da portata e versarvi sopra il condimento allo zenzero. Servire con riso al vapore.

Pollo in camicia

Per 4 persone

1 pollo

1,2 l / 2 pt / 5 tazze di brodo di pollo o acqua

30 ml / 2 cucchiai di vino di riso o sherry secco

4 cipolline (scalogno), tritate

1 fetta di radice di zenzero

5 ml / 1 cucchiaino di sale

Metti il pollo in una grande casseruola con tutti gli ingredienti rimanenti. Il brodo o l'acqua dovrebbero arrivare fino a metà coscia. Portare a ebollizione, coprire e cuocere a fuoco lento per circa 1 ora fino a quando il pollo sarà completamente cotto. Scolare, riservando il brodo per le zuppe.

Per 4 persone

1 pollo

250 ml / 8 fl oz / 1 tazza di salsa di soia

Mettere il pollo in una padella, versarvi sopra la salsa di soia e rabboccare con acqua quasi a coprire il pollo. Portare a ebollizione, coprire e cuocere a fuoco lento per circa 1 ora fino a quando il pollo sarà cotto, girandolo di tanto in tanto.

Pollo Speziato Rosso-Cotto

Per 4 persone

2 fette di radice di zenzero

2 cipolline (scalogno)

1 pollo

3 chiodi di garofano anice stellato

½ stecca di cannella

15 ml / 1 cucchiaio di pepe di Sichuan

75 ml / 5 cucchiai di salsa di soia

75 ml / 5 cucchiai di vino di riso o sherry secco

75 ml / 5 cucchiai di olio di sesamo

15 ml / 1 cucchiaio di zucchero

Metti lo zenzero e i cipollotti all'interno della cavità del pollo e metti il pollo in una padella. Legare l'anice stellato, la cannella e il pepe in grani in un pezzo di mussola e aggiungerlo nella padella. Versare sopra la salsa di soia, il vino o lo sherry e l'olio di sesamo. Portare a ebollizione, coprire e cuocere a fuoco lento per circa 45 minuti. Aggiungere lo zucchero, coprire e cuocere a fuoco lento per altri 10 minuti finché il pollo non sarà cotto.

Pollo Arrosto Di Sesamo

Per 4 persone

50 g di semi di sesamo

1 cipolla, tritata finemente

2 spicchi d'aglio, tritati

10 ml / 2 cucchiaini di sale

1 peperoncino rosso essiccato, tritato

un pizzico di chiodi di garofano macinati

2,5 ml / ½ cucchiaino di cardamomo macinato

2,5 ml / ½ cucchiaino di zenzero macinato

75 ml / 5 cucchiai di olio di arachidi

1 pollo

Mescolare insieme tutti i condimenti e l'olio e spennellare il pollo. Mettilo in una teglia da forno e aggiungi 30 ml / 2 cucchiai di acqua nella teglia. Cuocere in forno preriscaldato a 180 ° C / 350 ° F / gas mark 4 per circa 2 ore, imbastendo e rigirando il pollo di tanto in tanto, finché il pollo non è dorato e ben cotto. Aggiungere un po 'più di acqua, se necessario, per evitare che si bruci.

Pollo in salsa di soia

Per 4-6 persone

300 ml / ½ pt / 1¼ tazze di salsa di soia

300 ml / ½ pt / 1¼ tazze di vino di riso o sherry secco

1 cipolla, tritata

3 fette di radice di zenzero, tritate

50 g / 2 oz / ¼ tazza di zucchero

1 pollo

15 ml / 1 cucchiaio di farina di mais (amido di mais)

60 ml / 4 cucchiai di acqua

1 cetriolo, sbucciato e affettato

30 ml / 2 cucchiai di prezzemolo fresco tritato

Mescolare la salsa di soia, il vino o lo sherry, la cipolla, lo zenzero e lo zucchero in una padella e portare a ebollizione. Aggiungere il pollo, riportare a ebollizione, coprire e cuocere a fuoco lento per 1 ora, girando il pollo di tanto in tanto, fino a quando il pollo è cotto. Trasferisci il pollo in un piatto da portata caldo e taglialo. Versare tutto tranne 250 ml / 8 fl oz / 1 tazza del liquido di cottura e riportarlo a ebollizione. Frullare la farina di mais e l'acqua fino a ottenere una pasta, mescolare nella padella e cuocere a fuoco lento, mescolando, fino a quando la salsa non si schiarisce e si addensa. Spennellate un po 'di salsa sul pollo e guarnite il pollo con cetriolo e prezzemolo. Servire separatamente la salsa rimanente.

Pollo Al Vapore

Per 4 persone

1 pollo

45 ml / 3 cucchiai di vino di riso o sherry secco

sale

2 fette di radice di zenzero

2 cipolline (scalogno)

250 ml / 8 fl oz / 1 tazza di brodo di pollo

Mettere il pollo in una ciotola da forno e strofinare con vino o sherry e sale e mettere lo zenzero e i cipollotti all'interno della cavità. Posizionare la ciotola su una griglia in una vaporiera, coprire e cuocere a vapore sull'acqua bollente per circa 1 ora fino a cottura completa. Servire caldo o freddo.

Pollo al vapore con anice

Per 4 persone

250 ml / 8 fl oz / 1 tazza di salsa di soia

250 ml / 8 fl oz / 1 tazza d'acqua

15 ml / 1 cucchiaio di zucchero di canna

4 chiodi di garofano anice stellato

1 pollo

Mescolare la salsa di soia, l'acqua, lo zucchero e l'anice in una casseruola e portare a ebollizione a fuoco dolce. Mettere il pollo in una ciotola e imbastire accuratamente con il composto dentro e fuori. Riscalda la miscela e ripeti. Metti il pollo in una ciotola da forno. Posizionare la ciotola su una griglia in una vaporiera, coprire e cuocere a vapore sull'acqua bollente per circa 1 ora fino a cottura completa.

Pollo dal sapore strano

Per 4 persone

1 pollo

5 ml / 1 cucchiaino di radice di zenzero tritata

5 ml / 1 cucchiaino di aglio tritato

45 ml / 3 cucchiai di salsa di soia densa

5 ml / 1 cucchiaino di zucchero

2,5 ml / ½ cucchiaino di aceto di vino

10 ml / 2 cucchiaini di salsa di sesamo

5 ml / 1 cucchiaino di pepe macinato fresco

10 ml / 2 cucchiaini di olio al peperoncino

½ lattuga, sminuzzata

15 ml / 1 cucchiaio di coriandolo fresco tritato

Mettere il pollo in una padella e riempire d'acqua fino a raggiungere la metà delle cosce di pollo. Portare a ebollizione, coprire e cuocere a fuoco lento per circa 1 ora fino a quando il pollo è tenero. Togliere dalla padella e scolare bene e immergere in acqua ghiacciata fino a quando la carne si raffredda completamente. Scolateli bene e tagliateli a pezzi di 5 cm / 2. Mescolare insieme tutti gli ingredienti rimanenti e versare sopra il pollo. Servire guarnito con lattuga e coriandolo.

Bocconcini Di Pollo Croccanti

Per 4 persone

100 g di farina semplice (per tutti gli usi)

pizzico di sale

15 ml / 1 cucchiaio di acqua

1 uovo

350 g di pollo cotto, a cubetti

olio per friggere

Amalgamate insieme la farina, il sale, l'acqua e l'uovo fino ad ottenere una pastella abbastanza soda, aggiungendo un po 'più di acqua se necessario. Immergi i pezzi di pollo nella pastella fino a coprirli bene. Riscaldare l'olio fino a quando è molto caldo e friggere il pollo per alcuni minuti fino a quando non diventa croccante e dorato.

Pollo con Fagiolini

Per 4 persone

45 ml / 3 cucchiai di olio di arachidi

450 g di pollo cotto, sminuzzato

5 ml / 1 cucchiaino di sale

2,5 ml / ½ cucchiaino di pepe macinato fresco

225 g di fagiolini, tagliati a pezzi

1 gambo di sedano, affettato in diagonale

225 g di funghi, affettati

250 ml / 8 fl oz / 1 tazza di brodo di pollo

30 ml / 2 cucchiai di farina di mais (amido di mais)

60 ml / 4 cucchiai di acqua

10 ml / 2 cucchiaini di salsa di soia

Riscaldare l'olio e friggere il pollo, salare e pepare fino a quando non sarà leggermente dorato. Aggiungere i fagioli, il sedano e i funghi e mescolare bene. Aggiungere il brodo, portare a ebollizione, coprire e cuocere a fuoco lento per 15 minuti. Mescolare la farina di mais, l'acqua e la salsa di soia fino a ottenere una pasta, mescolare nella padella e cuocere a fuoco lento, mescolando, fino a quando la salsa non si schiarisce e si addensa.

Pollo Cotto Con Ananas

Per 4 persone

45 ml / 3 cucchiai di olio di arachidi

225 g di pollo cotto, tagliato a dadini

sale e pepe macinato fresco

2 gambi di sedano, tagliati in diagonale

3 fette di ananas, tagliate a pezzi

120 ml / 4 fl oz / ½ tazza di brodo di pollo

15 ml / 1 cucchiaio di salsa di soia

10 ml / 2 cucchiai di farina di mais (amido di mais)

30 ml / 2 cucchiai d'acqua

Riscaldare l'olio e friggere il pollo finché non sarà leggermente dorato. Condire con sale e pepe, aggiungere il sedano e soffriggere per 2 minuti. Aggiungere l'ananas, il brodo e la salsa di soia e mescolare per qualche minuto finché non si saranno riscaldati. Mescolare la farina di mais e l'acqua fino a ottenere una pasta, mescolare nella padella e cuocere a fuoco lento, mescolando, fino a quando la salsa non si schiarisce e si addensa.

Pollo con peperoni e pomodori

Per 4 persone

45 ml / 3 cucchiai di olio di arachidi

450 g / 1 libbra di pollo cotto, a fette

10 ml / 2 cucchiaini di sale

5 ml / 1 cucchiaino di pepe macinato fresco

1 peperone verde, tagliato a pezzi

4 pomodori grandi, pelati e tagliati a spicchi

250 ml / 8 fl oz / 1 tazza di brodo di pollo

30 ml / 2 cucchiai di farina di mais (amido di mais)

15 ml / 1 cucchiaio di salsa di soia

120 ml / 4 fl oz / ½ tazza di acqua

Scaldare l'olio e friggere il pollo, sale e pepe fino a doratura. Aggiungere i peperoni e i pomodori. Versare il brodo, portare a ebollizione, coprire e cuocere a fuoco lento per 15 minuti. Frullare la farina di mais, la salsa di soia e l'acqua fino a ottenere una pasta, mescolare nella padella e cuocere a fuoco lento, mescolando, fino a quando la salsa non si schiarisce e si addensa.

Pollo al sesamo

Per 4 persone

450 g / 1 libbra di pollo cotto, tagliato a listarelle

2 fette di zenzero tritate finemente

1 cipollotto (scalogno), tritato finemente

sale e pepe macinato fresco

60 ml / 4 cucchiai di vino di riso o sherry secco

60 ml / 4 cucchiai di olio di sesamo

10 ml / 2 cucchiaini di zucchero

5 ml / 1 cucchiaino di aceto di vino

150 ml / ¼ pt / generoso ½ tazza di salsa di soia

Disporre il pollo su un piatto da portata e cospargere di zenzero, cipollotto, sale e pepe. Mescolare il vino o lo sherry, l'olio di sesamo, lo zucchero, l'aceto di vino e la salsa di soia. Versare sopra il pollo.

Poussins fritti

Per 4 persone

2 poussins, dimezzati

45 ml / 3 cucchiai di salsa di soia

45 ml / 3 cucchiai di vino di riso o sherry secco

120 ml / 4 fl oz / ½ tazza di olio di arachidi

1 cipollotto (scalogno), tritato finemente

30 ml / 2 cucchiai di brodo di pollo

10 ml / 2 cucchiaini di zucchero

5 ml / 1 cucchiaino di olio al peperoncino

5 ml / 1 cucchiaino di pasta all'aglio

sale e pepe

Metti le galline in una ciotola. Mescolare la salsa di soia e il vino o lo sherry, versare sulle poussins, coprire e marinare per 2 ore, bagnando spesso. Riscaldare l'olio e friggere le galline per circa 20 minuti fino a cottura completa. Toglietele dalla padella e riscaldate l'olio. Rimettili nella padella e friggi fino a doratura. Scolare la maggior parte dell'olio. Mescolare gli altri ingredienti, aggiungerli nella padella e scaldare velocemente. Versare sopra le poussins prima di servire.

Turchia con Mangetout

Per 4 persone

60 ml / 4 cucchiai di olio di arachidi

2 cipolline (scalogno), tritate

2 spicchi d'aglio, schiacciati

1 fetta di radice di zenzero, tritata

225 g di petto di tacchino, tagliato a listarelle

225 g di taccole (taccole)

100 g / 4 oz germogli di bambù, tagliati a strisce

50 g di castagne d'acqua, tagliate a listarelle

45 ml / 3 cucchiai di salsa di soia

15 ml / 1 cucchiaio di vino di riso o sherry secco

5 ml / 1 cucchiaino di zucchero

5 ml / 1 cucchiaino di sale

15 ml / 1 cucchiaio di farina di mais (amido di mais)

Scaldare 45 ml / 3 cucchiai di olio e soffriggere i cipollotti, l'aglio e lo zenzero fino a quando saranno leggermente dorati. Aggiungere il tacchino e saltare in padella per 5 minuti. Togliere dalla padella e mettere da parte. Riscaldare l'olio rimanente e saltare in padella la taccola, i germogli di bambù e le castagne d'acqua per 3 minuti. Aggiungere la salsa di soia, il vino o lo sherry, lo zucchero e il sale e rimettere il tacchino nella padella.

Saltare in padella per 1 minuto. Mescolare la farina di mais con un po 'd'acqua, mescolare nella padella e cuocere a fuoco lento, mescolando, fino a quando la salsa non si schiarisce e si addensa.

Tacchino con peperoni

Per 4 persone

4 funghi cinesi secchi

30 ml / 2 cucchiai di olio di arachidi

1 cavolo cinese, tagliato a listarelle

350 g di tacchino affumicato, tagliato a listarelle

1 cipolla, affettata

1 peperone rosso, tagliato a listarelle

1 peperone verde, tagliato a listarelle

120 ml / 4 fl oz / ½ tazza di brodo di pollo

30 ml / 2 cucchiai di passata di pomodoro (pasta)

45 ml / 3 cucchiai di aceto di vino

30 ml / 2 cucchiai di salsa di soia

15 ml / 1 cucchiaio di salsa hoisin

10 ml / 2 cucchiaini di farina di mais (amido di mais)

poche gocce di olio al peperoncino

Mettere a bagno i funghi in acqua tiepida per 30 minuti, quindi scolarli. Eliminare i gambi e tagliare i cappelli a listarelle. Scaldare metà dell'olio e soffriggere il cavolo per circa 5 minuti o fino a cottura ultimata. Togliere dalla padella. Aggiungere il tacchino e saltare in padella per 1 minuto. Aggiungere le verdure e saltare in padella per 3 minuti. Mescolare il brodo con la passata di pomodoro, l'aceto di vino e le salse e unire nella padella con la verza. Mescolare la maizena con un po 'd'acqua, mescolare nella padella e portare a ebollizione mescolando. Cospargere con olio al peperoncino e cuocere a fuoco lento per 2 minuti, mescolando continuamente.

Arrosto di tacchino cinese

Per 8-10 persone

1 tacchino piccolo

600 ml / 1 pt / 2½ tazze di acqua calda

10 ml / 2 cucchiaini di pimento

500 ml / 16 fl oz / 2 tazze di salsa di soia

5 ml / 1 cucchiaino di olio di sesamo

10 ml / 2 cucchiaini di sale

45 ml / 3 cucchiai di burro

Mettere il tacchino in una padella e versarvi sopra l'acqua calda. Aggiungere i restanti ingredienti tranne il burro e lasciare riposare per 1 ora girando più volte. Togliere il tacchino dal liquido e spennellarlo con il burro. Mettere in una teglia, coprire con carta stagnola e cuocere in forno preriscaldato a 160 ° C / 325 ° F / gas mark 3 per circa 4 ore, unendo di tanto in tanto con il liquido della salsa di soia. Rimuovere la pellicola e lasciare che la pelle diventi croccante per gli ultimi 30 minuti di cottura.

Tacchino con Noci e Funghi

Per 4 persone

450 g di filetto di petto di tacchino

sale e pepe

succo di 1 arancia

15 ml / 1 cucchiaio di farina semplice (per tutti gli usi)

12 noci nere sottaceto con succo

5 ml / 1 cucchiaino di farina di mais (amido di mais)

15 ml / 1 cucchiaio di olio di arachidi

2 cipolline (scalogno), tagliate a dadini

225 g di funghi champignon

45 ml / 3 cucchiai di vino di riso o sherry secco

10 ml / 2 cucchiaini di salsa di soia

50 g / 2 oz / ½ tazza di burro

25 g di pinoli

Tagliare il tacchino a fette spesse di 1 cm / ½. Cospargere di sale, pepe e succo d'arancia e spolverare di farina. Scolare e dimezzare le noci, riservando il liquido, e amalgamare il liquido con la maizena. Riscaldare l'olio e saltare in padella il tacchino fino a doratura. Aggiungere i cipollotti e i funghi e saltare in padella per 2 minuti. Incorporare il vino o lo sherry e la salsa di soia e cuocere a fuoco lento per 30 secondi. Aggiungere le noci al composto di farina di mais, quindi mescolarle nella padella e portare a ebollizione. Aggiungere il burro a scaglie piccole ma non far bollire il composto. Tostare i pinoli in una padella asciutta finché non saranno dorati. Trasferire il composto di tacchino in un piatto da portata caldo e servire guarnito con pinoli.

Anatra con germogli di bambù

Per 4 persone

6 funghi cinesi secchi

1 anatra

50 g di prosciutto affumicato, tagliato a listarelle

100 g / 4 oz germogli di bambù, tagliati a strisce

2 cipollotti (scalogno), tagliati a listarelle

2 fette di radice di zenzero, tagliate a listarelle

5 ml / 1 cucchiaino di sale

Mettere a bagno i funghi in acqua tiepida per 30 minuti, quindi scolarli. Eliminare i gambi e tagliare i cappelli a listarelle. Metti tutti gli ingredienti in una ciotola resistente al calore e mettili in una padella piena d'acqua fino a raggiungere i due terzi della ciotola. Portare a ebollizione, coprire e cuocere a fuoco lento per circa 2 ore fino a quando l'anatra è cotta, rabboccando con acqua bollente se necessario.

Per 4 persone

225 g di germogli di soia

45 ml / 3 cucchiai di olio di arachidi

450 g / 1 libbra di carne di anatra cotta

15 ml / 1 cucchiaio di salsa di ostriche

15 ml / 1 cucchiaio di vino di riso o sherry secco

30 ml / 2 cucchiai d'acqua

2,5 ml / ½ cucchiaino di sale

Sbollentare i germogli di soia in acqua bollente per 2 minuti, quindi scolarli. Scaldare l'olio, saltare in padella i germogli di soia per 30 secondi. Aggiungere l'anatra, saltare in padella fino a quando non si sarà riscaldata. Aggiungere gli altri ingredienti e saltare in padella per 2 minuti per amalgamare i sapori. Servire subito.

Anatra brasata

Per 4 persone

4 cipolline (scalogno), tritate

1 fetta di radice di zenzero, tritata

120 ml / 4 fl oz / ½ tazza di salsa di soia

30 ml / 2 cucchiai di vino di riso o sherry secco

1 anatra

120 ml / 4 fl oz / ½ tazza di olio di arachidi

600 ml / 1 pt / 2½ tazze d'acqua

15 ml / 1 cucchiaio di zucchero di canna

Mescolare i cipollotti, lo zenzero, la salsa di soia e il vino o lo sherry e strofinare l'anatra dentro e fuori. Riscaldare l'olio e friggere l'anatra fino a quando non sarà leggermente dorata su tutti i lati. Scolare l'olio. Aggiungere l'acqua e la restante miscela di salsa di soia, portare a ebollizione quindi coprire e cuocere a fuoco lento per 1 ora. Aggiungere lo zucchero, coprire e cuocere a fuoco lento per altri 40 minuti finché l'anatra non sarà tenera.

Anatra al vapore con sedano

Per 4 persone

350 g di anatra cotta, a fette

1 testa di sedano

250 ml / 8 fl oz / 1 tazza di brodo di pollo

2,5 ml / ½ cucchiaino di sale

5 ml / 1 cucchiaino di olio di sesamo

1 pomodoro, tagliato a spicchi

Disporre l'anatra su una griglia per la cottura a vapore. Tagliare il sedano a 7,5 cm di lunghezza e metterlo in una padella. Versare il brodo, aggiustare di sale e posizionare la vaporiera sulla padella. Portare il brodo a ebollizione e cuocere a fuoco lento per circa 15 minuti fino a quando il sedano è tenero e l'anatra si è riscaldata. Disporre l'anatra e il sedano su un piatto da portata caldo, cospargere il sedano con olio di sesamo e servire guarnendo con spicchi di pomodoro.

Anatra allo Zenzero

Per 4 persone

350 g di petto d'anatra, tagliato a fettine sottili

1 uovo, leggermente sbattuto

5 ml / 1 cucchiaino di salsa di soia

5 ml / 1 cucchiaino di farina di mais (amido di mais)

5 ml / 1 cucchiaino di olio di arachidi

olio per friggere

50 g / 2 oz di germogli di bambù

50 g di taccole (taccole)

2 fette di radice di zenzero tritate

15 ml / 1 cucchiaio di acqua

2,5 ml / ½ cucchiaino di zucchero

2,5 ml / ½ cucchiaino di vino di riso o sherry secco

2,5 ml / ½ cucchiaino di olio di sesamo

Mescolate l'anatra con l'uovo, la salsa di soia, la maizena e l'olio e lasciate riposare per 10 minuti. Riscaldare l'olio e friggere l'anatra e i germogli di bambù fino a quando sono cotti e dorati. Togliere dalla padella e scolare bene. Versare tutto tranne 15 ml / 1 cucchiaio di olio dalla padella e saltare in padella l'anatra, i germogli di bambù, la taccola, lo zenzero, l'acqua, lo zucchero e il vino o lo sherry per 2 minuti. Servire cosparso di olio di sesamo.

Anatra con Fagiolini

Per 4 persone

1 anatra

60 ml / 4 cucchiai di olio di arachidi

2 spicchi d'aglio, schiacciati

2,5 ml / ½ cucchiaino di sale

1 cipolla, tritata

15 ml / 1 cucchiaio di radice di zenzero grattugiata

45 ml / 3 cucchiai di salsa di soia

120 ml / 4 fl oz / ½ tazza di vino di riso o sherry secco

60 ml / 4 cucchiai di ketchup di pomodoro (catsup)

45 ml / 3 cucchiai di aceto di vino

300 ml / ½ pt / 1¼ tazze di brodo di pollo

450 g di fagiolini, affettati

pizzico di pepe appena macinato

5 gocce di olio al peperoncino

15 ml / 1 cucchiaio di farina di mais (amido di mais)

30 ml / 2 cucchiai d'acqua

Taglia l'anatra in 8 o 10 pezzi. Riscaldare l'olio e friggere l'anatra fino a doratura. Trasferisci in una ciotola. Aggiungere l'aglio, il sale, la cipolla, lo zenzero, la salsa di soia, il vino o lo sherry, il ketchup e l'aceto di vino. Mescolate, coprite e lasciate marinare in frigorifero per 3 ore.

Riscaldare l'olio, aggiungere l'anatra, il brodo e la marinata, portare a ebollizione, coprire e cuocere a fuoco lento per 1 ora. Aggiungere i fagioli, coprire e cuocere a fuoco lento per 15 minuti. Aggiungere il pepe e l'olio al peperoncino. Mescolare la farina di mais con l'acqua, mescolare nella padella e cuocere a fuoco lento, mescolando, fino a quando la salsa non si sarà addensata.

Per 4 persone

1 anatra

sale e pepe macinato fresco

olio per friggere

salsa hoisin

Condire l'anatra con sale e pepe e metterla in una ciotola resistente al calore. Mettere in una pentola piena d'acqua fino a che salga per due terzi della ciotola, portare a ebollizione, coprire e cuocere a fuoco lento per circa 1 ora e mezza fino a quando l'anatra è tenera. Scolare e lasciar raffreddare.

Riscaldare l'olio e friggere l'anatra fino a renderla croccante e dorata. Rimuovere e scolare bene. Tagliare a pezzetti e servire con salsa hoisin.

Anatra con frutti esotici

Per 4 persone

4 filetti di petto d'anatra, tagliati a listarelle

2,5 ml / ½ cucchiaino di polvere di cinque spezie

30 ml / 2 cucchiai di salsa di soia

15 ml / 1 cucchiaio di olio di sesamo

15 ml / 1 cucchiaio di olio di arachidi

3 gambi di sedano, tagliati a dadini

2 fette di ananas, a dadini

100 g di melone, a dadini

100 g di litchi, tagliati a metà

130 ml / 4 fl oz / ½ tazza di brodo di pollo

30 ml / 2 cucchiai di passata di pomodoro (pasta)

30 ml / 2 cucchiai di salsa hoisin

10 ml / 2 cucchiaini di aceto di vino

un pizzico di zucchero di canna

Metti l'anatra in una ciotola. Mescolare la polvere di cinque spezie, la salsa di soia e l'olio di sesamo, versare sopra l'anatra e marinare per 2 ore, mescolando di tanto in tanto. Riscaldare l'olio e saltare in padella l'anatra per 8 minuti. Togliere dalla padella. Aggiungere il sedano e la frutta e saltare in padella per 5 minuti. Rimettere l'anatra nella padella con gli altri ingredienti, portare a ebollizione e cuocere a fuoco lento, mescolando, per 2 minuti prima di servire.

Anatra brasata con foglie cinesi

Per 4 persone

1 anatra

30 ml / 2 cucchiai di vino di riso o sherry secco

30 ml / 2 cucchiai di salsa hoisin

15 ml / 1 cucchiaio di farina di mais (amido di mais)

5 ml / 1 cucchiaino di sale

5 ml / 1 cucchiaino di zucchero

60 ml / 4 cucchiai di olio di arachidi

4 cipolline (scalogno), tritate

2 spicchi d'aglio, schiacciati

1 fetta di radice di zenzero, tritata

75 ml / 5 cucchiai di salsa di soia

600 ml / 1 pt / 2½ tazze d'acqua

225 g di foglie cinesi, sminuzzate

Taglia l'anatra in circa 6 pezzi. Mescolare il vino o lo sherry, la salsa hoisin, la farina di mais, il sale e lo zucchero e strofinare sull'anatra. Lasciar riposare per 1 ora. Scaldare l'olio e soffriggere per pochi secondi i cipollotti, l'aglio e lo zenzero. Aggiungere l'anatra e friggere fino a quando non sarà leggermente dorata su tutti i lati. Scolare il grasso in eccesso. Versare la salsa di soia e l'acqua, portare a ebollizione, coprire e cuocere a fuoco lento per circa 30 minuti. Aggiungere le foglie cinesi, coprire di nuovo e cuocere a fuoco lento per altri 30 minuti finché l'anatra non sarà tenera.

Anatra ubriaca

Per 4 persone

2 cipolline (scalogno), tritate

2 spicchi d'aglio, tritati

1,5 l / 2½ pt / 6 tazze d'acqua

1 anatra

450 ml / ¾ pt / 2 tazze di vino di riso o sherry secco

Mettere i cipollotti, l'aglio e l'acqua in una padella larga e portare a ebollizione. Aggiungere l'anatra, riportare a ebollizione, coprire e cuocere a fuoco lento per 45 minuti. Scolare bene, riservando il liquido per il brodo. Lasciate raffreddare l'anatra e mettetela in frigorifero per una notte. Tagliate l'anatra a pezzi e mettetela in un grande barattolo a vite. Versare sopra il vino o lo sherry e lasciare raffreddare per circa 1 settimana prima di scolare e servire freddo.

Anatra alle cinque spezie

Per 4 persone

150 ml / ¼ pt / ½ tazza generosa di vino di riso o sherry secco

150 ml / ¼ pt / generoso ½ tazza di salsa di soia

1 anatra

10 ml / 2 cucchiaini di polvere di cinque spezie

Portare a ebollizione il vino o lo sherry e la salsa di soia. Aggiungere l'anatra e cuocere a fuoco lento, girando per circa 5 minuti. Togli l'anatra dalla padella e strofina la polvere di cinque spezie sulla pelle. Rimetti l'uccello nella padella e aggiungi abbastanza acqua per coprire a metà l'anatra. Portare a ebollizione, coprire e cuocere a fuoco lento per circa 1 ora e mezza fino a quando l'anatra è tenera, girando e imbastendo frequentemente. Tagliate l'anatra a pezzi di 5 cm / 2 e servite calda o fredda.

Anatra saltata in padella con zenzero

Per 4 persone

1 anatra

2 fette di radice di zenzero, sminuzzata

2 cipolline (scalogno), tritate

15 ml / 1 cucchiaio di farina di mais (amido di mais)

30 ml / 2 cucchiai di salsa di soia

30 ml / 2 cucchiai di vino di riso o sherry secco

2,5 ml / ½ cucchiaino di sale

45 ml / 3 cucchiai di olio di arachidi

Togliere la carne dalle ossa e tagliarla a pezzi. Mescolare la carne con tutti i restanti ingredienti tranne l'olio. Lasciar riposare per 1 ora. Scaldare l'olio e soffriggere l'anatra con la marinata per circa 15 minuti finché l'anatra non è tenera.

Anatra con Prosciutto e Porri

Per 4 persone

1 anatra

450 g / 1 libbra di prosciutto affumicato

2 porri

2 fette di radice di zenzero, tritata

45 ml / 3 cucchiai di vino di riso o sherry secco

45 ml / 3 cucchiai di salsa di soia

2,5 ml / ½ cucchiaino di sale

Mettere l'anatra in una padella e coprire con acqua fredda. Portare a ebollizione, coprire e cuocere a fuoco lento per circa 20 minuti. Scolare e mettere da parte 450 ml / ¾ pts / 2 tazze di brodo. Lasciate raffreddare leggermente l'anatra quindi tagliate la carne dalle ossa e tagliatela a quadrati di 5 cm / 2. Tagliate il prosciutto in pezzi simili. Tagliate lunghi pezzi di porro e arrotolate una fetta di anatra e prosciutto all'interno della foglia e legatela con lo spago. Mettere in una ciotola resistente al calore. Aggiungere lo zenzero, il vino o lo sherry, la salsa di soia e il sale al brodo riservato e versarlo sugli involtini d'anatra. Metti la ciotola in una padella piena d'acqua in modo che raggiunga i due terzi dei lati della ciotola. Portare a ebollizione, coprire e cuocere a fuoco lento per circa 1 ora finché l'anatra non sarà tenera.

Anatra Arrosto Al Miele

Per 4 persone

1 anatra

sale

3 spicchi d'aglio, schiacciati

3 cipolline (scalogno), tritate

45 ml / 3 cucchiai di salsa di soia

45 ml / 3 cucchiai di vino di riso o sherry secco

45 ml / 3 cucchiai di miele

200 ml / 7 fl oz / scarse 1 tazza di acqua bollente

Asciugare l'anatra e strofinare con sale dentro e fuori. Mescolare l'aglio, i cipollotti, la salsa di soia e il vino o lo sherry, quindi dividere il composto a metà. Mescolare il miele a metà e strofinare sull'anatra, quindi lasciarla asciugare. Aggiungere l'acqua alla miscela di miele rimanente. Versare il composto di salsa di soia nella cavità dell'anatra e metterla su una griglia in una teglia con un po 'd'acqua sul fondo. Cuocere in forno preriscaldato a 180 ° C / 350 ° F / gas mark 4 per circa 2 ore fino a quando l'anatra è tenera, bagnando per tutta la cottura con la miscela di miele rimanente.

Anatra Arrosto Umida

Per 4 persone

6 cipolline (scalogno), tritate

2 fette di radice di zenzero, tritata

1 anatra

2,5 ml / ½ cucchiaino di anice macinato

15 ml / 1 cucchiaio di zucchero

45 ml / 3 cucchiai di vino di riso o sherry secco

60 ml / 4 cucchiai di salsa di soia

250 ml / 8 fl oz / 1 tazza d'acqua

Mettere metà dei cipollotti e lo zenzero in una padella larga e pesante. Mettere il resto nella cavità dell'anatra e aggiungerlo nella padella. Aggiungere tutti gli altri ingredienti tranne la salsa hoisin, portare a ebollizione, coprire e cuocere a fuoco lento per circa 1 ora e mezza girando di tanto in tanto. Togli l'anatra dalla padella e lasciala asciugare per circa 4 ore.

Mettete l'anatra su una griglia in una teglia da forno riempita con un po 'd'acqua fredda. Cuocere in forno preriscaldato a 230 ° C / 450 ° F / gas mark 8 per 15 minuti, quindi capovolgerlo e cuocere per altri 10 minuti fino a quando non diventa croccante. Nel frattempo riscaldate il liquido riservato e versatelo sull'anatra per servire.

Anatra saltata in padella con funghi

Per 4 persone

1 anatra

75 ml / 5 cucchiai di olio di arachidi

45 ml / 3 cucchiai di vino di riso o sherry secco

15 ml / 1 cucchiaio di salsa di soia

15 ml / 1 cucchiaio di zucchero

5 ml / 1 cucchiaino di sale

pizzico di pepe

2 spicchi d'aglio, schiacciati

225 g di funghi, tagliati a metà

600 ml / 1 pt / 2½ tazze di brodo di pollo

15 ml / 1 cucchiaio di farina di mais (amido di mais)

30 ml / 2 cucchiai d'acqua

5 ml / 1 cucchiaino di olio di sesamo

Tagliate l'anatra in 5 cm / 2 a pezzi. Riscaldare 45 ml / 3 cucchiai di olio e friggere l'anatra fino a quando non sarà leggermente dorata su tutti i lati. Aggiungere il vino o lo sherry, la salsa di soia, lo zucchero, il sale e il pepe e saltare in padella per 4 minuti. Togliere dalla padella. Riscaldare l'olio rimanente e soffriggere l'aglio fino a quando non sarà leggermente dorato. Aggiungere i funghi e mescolare fino a quando non saranno ricoperti di olio, quindi rimettere il composto di anatra nella padella e aggiungere il brodo. Portare a ebollizione, coprire e cuocere a fuoco lento per circa 1 ora finché l'anatra non sarà tenera. Mescolare la farina di mais e l'acqua fino a ottenere una pasta, quindi incorporarla al composto e cuocere a fuoco lento, mescolando, fino a quando la salsa non si addensa. Cospargere con olio di sesamo e servire.

Anatra con due funghi

Per 4 persone

6 funghi cinesi secchi

1 anatra

750 ml / 1¼ punto / 3 tazze di brodo di pollo

45 ml / 3 cucchiai di vino di riso o sherry secco

5 ml / 1 cucchiaino di sale

100 g / 4 oz germogli di bambù, tagliati a strisce

100 g di funghi champignon

Mettere a bagno i funghi in acqua tiepida per 30 minuti, quindi scolarli. Eliminare i gambi e dimezzare i cappelli. Mettere l'anatra in una grande ciotola resistente al calore con il brodo, il vino o lo sherry e il sale e metterla in una padella piena d'acqua in modo che salga per due terzi sui lati della ciotola. Portare a ebollizione, coprire e cuocere a fuoco lento per circa 2 ore finché l'anatra non sarà tenera. Togliere dalla padella e tagliare la carne dall'osso. Trasferire il liquido di cottura in una padella separata. Disporre i germogli di bambù ed entrambi i tipi di funghi sul fondo della pirofila, sostituire la carne di anatra, coprire e cuocere a vapore per altri 30 minuti. Portate a ebollizione il liquido di cottura e versateci sopra l'anatra per servire.

Anatra brasata con cipolle

Per 4 persone

4 funghi cinesi secchi

1 anatra

90 ml / 6 cucchiai di salsa di soia

60 ml / 4 cucchiai di olio di arachidi

1 cipollotto (scalogno), tritato

1 fetta di radice di zenzero, tritata

45 ml / 3 cucchiai di vino di riso o sherry secco

450 g di cipolle, affettate

100 g / 4 oz germogli di bambù, affettati

15 ml / 1 cucchiaio di zucchero di canna

15 ml / 1 cucchiaio di farina di mais (amido di mais)

45 ml / 3 cucchiai d'acqua

Mettere a bagno i funghi in acqua tiepida per 30 minuti, quindi scolarli. Eliminare i gambi e affettare i cappelli. Strofinare 15 ml / 1 cucchiaio di salsa di soia nell'anatra. Riservare 15 ml / 1 cucchiaio di olio, scaldare l'olio rimanente e soffriggere il cipollotto e lo zenzero fino a quando saranno leggermente dorati. Aggiungere l'anatra e friggere fino a quando non sarà leggermente dorata su tutti i lati. Elimina il grasso in eccesso. Aggiungere il vino o lo sherry, la salsa di soia rimasta nella padella e l'acqua quanto basta quasi a coprire l'anatra. Portare a ebollizione, coprire e cuocere a fuoco lento per 1 ora girando di tanto in tanto.

Riscaldare l'olio conservato e friggere le cipolle fino a quando non si saranno ammorbidite. Togliere dal fuoco e incorporare i germogli di bambù ei funghi, quindi aggiungerli all'anatra, coprire e cuocere a fuoco lento per altri 30 minuti finché l'anatra non è tenera. Togliere l'anatra dalla padella, tagliarla a pezzi da portata e disporla su un piatto da portata caldo. Portare a ebollizione i liquidi nella padella, aggiungere lo zucchero e la farina di mais e cuocere a fuoco lento, mescolando, fino a quando il composto bolle e si addensa. Versare sopra l'anatra per servire.

Anatra all'arancia

Per 4 persone

1 anatra

3 cipollotti (scalogno), tagliati a pezzi

2 fette di radice di zenzero, tagliate a listarelle

1 fetta di scorza d'arancia

sale e pepe macinato fresco

Mettete l'anatra in una padella capiente, coprite con acqua e portate a ebollizione. Aggiungere i cipollotti, lo zenzero e la scorza d'arancia, coprire e cuocere a fuoco lento per circa 1 ora e mezza finché l'anatra non sarà tenera. Condite con sale e pepe, scolate e servite.

Anatra Arrosto All'arancia

Per 4 persone

1 anatra

2 spicchi d'aglio, tagliati a metà

45 ml / 3 cucchiai di olio di arachidi

1 cipolla

1 arancia

120 ml / 4 fl oz / ½ tazza di vino di riso o sherry secco

2 fette di radice di zenzero, tritata

5 ml / 1 cucchiaino di sale

Strofinare l'aglio sopra l'anatra dentro e fuori, quindi spennellarla con olio. Forare la cipolla sbucciata con una forchetta, metterla insieme all'arancia non sbucciata all'interno della cavità dell'anatra e sigillare con uno spiedino. Mettere l'anatra su una griglia sopra una teglia piena di poca acqua calda e arrostire in forno preriscaldato a 160 ° C / 325 ° F / gas mark 3 per circa 2 ore. Eliminare i liquidi e rimettere l'anatra nella teglia. Versare sopra il vino o lo sherry e cospargere con lo zenzero e il sale. Rimettere in forno per altri 30 minuti. Eliminare la cipolla e l'arancia e tagliare l'anatra a pezzi da servire. Versare il succo della padella sull'anatra per servire.

Anatra con Pere e Castagne

Per 4 persone

225 g di castagne sgusciate

1 anatra

45 ml / 3 cucchiai di olio di arachidi

250 ml / 8 fl oz / 1 tazza di brodo di pollo

45 ml / 3 cucchiai di salsa di soia

15 ml / 1 cucchiaio di vino di riso o sherry secco

5 ml / 1 cucchiaino di sale

1 fetta di radice di zenzero, tritata

1 pera grande, sbucciata e tagliata a fette spesse

15 ml / 1 cucchiaio di zucchero

Lessate le castagne per 15 minuti poi scolatele. Tagliate l'anatra in 5 cm / 2 a pezzi. Riscaldare l'olio e friggere l'anatra fino a quando non sarà leggermente dorata su tutti i lati. Scolare l'olio in eccesso, quindi aggiungere il brodo, la salsa di soia, il vino o lo sherry, il sale e lo zenzero. Portare a ebollizione, coprire e cuocere a fuoco lento per 25 minuti, mescolando di tanto in tanto. Aggiungere le castagne, coprire e cuocere a fuoco lento per altri 15 minuti. Cospargere la pera con lo zucchero, aggiungere nella padella e cuocere a fuoco lento per circa 5 minuti fino a quando non si sarà riscaldata.

Per 6 persone

1 anatra

250 ml / 8 fl oz / 1 tazza d'acqua

120 ml / 4 fl oz / ½ tazza di miele

120 ml / 4 fl oz / ½ tazza di olio di sesamo

Per le frittelle:

250 ml / 8 fl oz / 1 tazza d'acqua

225 g / 8 oz / 2 tazze di farina semplice (per tutti gli usi)

olio di arachidi (arachidi) per friggere

Per i tuffi:

120 ml / 4 fl oz / ½ tazza di salsa hoisin

30 ml / 2 cucchiai di zucchero di canna

30 ml / 2 cucchiai di salsa di soia

5 ml / 1 cucchiaino di olio di sesamo

6 cipolline (scalogno), affettate nel senso della lunghezza

1 cetriolo, tagliato a listarelle

L'anatra dovrebbe essere intera con la pelle intatta. Legare saldamente il collo con lo spago e cucire o infilzare l'apertura inferiore. Taglia una piccola fessura sul lato del collo, inserisci una cannuccia e soffia aria sotto la pelle fino a gonfiarla. Sospendi l'anatra su una bacinella e lasciala appesa per 1 ora.

Portare a ebollizione una pentola d'acqua, inserire l'anatra e far bollire per 1 minuto quindi togliere e asciugare bene. Portare l'acqua a ebollizione e incorporare il miele. Strofinare il composto sulla pelle dell'anatra fino a quando non è satura. Appendi l'anatra su una bacinella in un luogo fresco e arioso per circa 8 ore finché la pelle non è dura.

Sospendere l'anatra o disporla su una griglia sopra una teglia e arrostire in forno preriscaldato a 180 ° C / 350 ° F / gas mark 4 per circa 1 ora e mezza, bagnando regolarmente con olio di sesamo.

Per fare le frittelle, fate bollire l'acqua e poi aggiungete gradualmente la farina. Impastare leggermente fino ad ottenere un impasto morbido, coprire con un panno umido e lasciare riposare per 15 minuti. Stendetela su una spianatoia infarinata e formate un lungo cilindro. Tagliare a fette 2,5 cm / 1 quindi appiattire fino a ottenere uno spessore di circa 5 mm / ¼ e spennellare le cime con olio. Impilare a coppie con le superfici oliate a contatto e spolverare leggermente le parti esterne con farina. Stendete le coppie a circa 10 cm di diametro e cuocete a coppie per circa 1 minuto su ciascun lato fino a quando saranno leggermente dorate. Separare e impilare fino al momento di servire.

Preparare le salse mescolando metà della salsa hoisin con lo zucchero e mescolando la salsa hoisin rimanente con la salsa di soia e l'olio di sesamo.

Sfornate l'anatra, tagliate la pelle e tagliatela a quadratini e tagliate a cubetti la carne. Disporre su piatti separati e servire con le frittelle, le salse e gli accompagnamenti.

Anatra brasata con ananas

Per 4 persone

1 anatra

400 g di ananas in scatola in pezzi sciroppati

45 ml / 3 cucchiai di salsa di soia

5 ml / 1 cucchiaino di sale

pizzico di pepe appena macinato

Mettere l'anatra in una padella a base pesante, coprire con acqua, portare a ebollizione quindi coprire e cuocere a fuoco lento per 1 ora. Scolare lo sciroppo d'ananas nella padella con la salsa di soia, sale e pepe, coprire e cuocere a fuoco lento per altri 30 minuti. Aggiungere i pezzi di ananas e cuocere a fuoco lento per altri 15 minuti finché l'anatra non è tenera.

Anatra saltata in padella con ananas

Per 4 persone

1 anatra

45 ml / 3 cucchiai di farina di mais (amido di mais)

45 ml / 3 cucchiai di salsa di soia

225 g di ananas in scatola sciroppato

45 ml / 3 cucchiai di olio di arachidi

2 fette di radice di zenzero, tagliate a listarelle

15 ml / 1 cucchiaio di vino di riso o sherry secco

5 ml / 1 cucchiaino di sale

Tagliare la carne dall'osso e tagliarla a pezzi. Mescolare la salsa di soia con 30 ml / 2 cucchiai di farina di mais e mescolarla all'anatra fino a quando non sarà ben ricoperta. Lasciar riposare per 1 ora mescolando di tanto in tanto. Schiacciare l'ananas e lo sciroppo e scaldare dolcemente in una padella. Mescolare la farina di mais rimanente con un po 'd'acqua, mescolare nella padella e cuocere a fuoco lento, mescolando, fino a quando la salsa non si sarà addensata. Tenere caldo. Riscaldare l'olio e friggere lo zenzero fino a quando non sarà leggermente dorato, quindi eliminare lo zenzero. Aggiungere l'anatra e saltare in padella finché non sarà leggermente dorata su tutti i lati. Aggiungere il vino o lo sherry e il sale e saltare in padella per alcuni minuti fino a quando l'anatra è cotta. Disporre l'anatra su un piatto da portata caldo, versarvi sopra la salsa e servire subito.

Ananas e anatra allo zenzero

Per 4 persone

1 anatra

100 g di zenzero conservato sciroppato

200 g / 7 oz di ananas in scatola a pezzi sciroppati

5 ml / 1 cucchiaino di sale

15 ml / 1 cucchiaio di farina di mais (amido di mais)

30 ml / 2 cucchiai d'acqua

Metti l'anatra in una ciotola resistente al calore e mettila in una padella piena d'acqua in modo che raggiunga i due terzi dei lati della ciotola. Portare a ebollizione, coprire e cuocere a fuoco lento per circa 2 ore finché l'anatra non sarà tenera. Rimuovere l'anatra e lasciarla raffreddare leggermente. Eliminate la pelle e l'osso e tagliate a pezzi l'anatra. Disporli su un piatto da portata e tenerli al caldo.

Scolare lo sciroppo di zenzero e ananas in una padella, aggiungere il sale, la maizena e l'acqua. Portare a ebollizione, mescolando e cuocere a fuoco lento per qualche minuto, mescolando, fino a quando la salsa non si schiarisce e si addensa. Aggiungere lo zenzero e l'ananas, mescolare e versare sopra l'anatra per servire.

Anatra con Ananas e Litchi

Per 4 persone

4 petti d'anatra

15 ml / 1 cucchiaio di salsa di soia

1 spicchio di anice stellato

1 fetta di radice di zenzero

olio di arachidi (arachidi) per friggere

90 ml / 6 cucchiai di aceto di vino

100 g / 4 oz / ½ tazza di zucchero di canna

250 ml / 8 fl oz / ½ tazza di brodo di pollo

15 ml / 1 cucchiaio di ketchup (ketchup)

200 g / 7 oz di ananas in scatola a pezzi sciroppati

15 ml / 1 cucchiaio di farina di mais (amido di mais)

6 litchi in scatola

6 ciliegie al maraschino

Mettere le anatre, la salsa di soia, l'anice e lo zenzero in una casseruola e coprire con acqua fredda. Portare a ebollizione, schiumare, quindi coprire e cuocere a fuoco lento per circa 45 minuti fino a quando l'anatra è cotta. Scolare e asciugare tamponando. Friggi in olio caldo fino a renderli croccanti.

Nel frattempo, mescolare l'aceto di vino, lo zucchero, il brodo, il ketchup e 30 ml / 2 cucchiai di sciroppo d'ananas in una padella, portare a ebollizione e cuocere a fuoco lento per circa 5 minuti fino a quando non è denso. Incorporare la frutta e scaldare prima di versare sull'anatra per servire.

Anatra con Maiale e Castagne

Per 4 persone

6 funghi cinesi secchi

1 anatra

225 g di castagne sgusciate

225 g di maiale magro, a cubetti

3 cipolline (scalogno), tritate

1 fetta di radice di zenzero, tritata

250 ml / 8 fl oz / 1 tazza di salsa di soia

900 ml / 1½ punto / 3¾ tazze d'acqua

Mettere a bagno i funghi in acqua tiepida per 30 minuti, quindi scolarli. Eliminare i gambi e affettare i cappelli. Mettere in un'ampia padella con tutti i restanti ingredienti, portare a ebollizione, coprire e cuocere a fuoco lento per circa 1 ora e mezza fino a quando l'anatra è cotta.

Anatra con Patate

Per 4 persone

75 ml / 5 cucchiai di olio di arachidi

1 anatra

3 spicchi d'aglio, schiacciati

30 ml / 2 cucchiai di salsa di fagioli neri

10 ml / 2 cucchiaini di sale

1,2 l / 2 pt / 5 tazze d'acqua

2 porri, tagliati a fette spesse

15 ml / 1 cucchiaio di zucchero

45 ml / 3 cucchiai di salsa di soia

60 ml / 4 cucchiai di vino di riso o sherry secco

1 spicchio di anice stellato

900 g / 2 libbre di patate, a fette spesse

½ testa di foglie cinesi

15 ml / 1 cucchiaio di farina di mais (amido di mais)

30 ml / 2 cucchiai d'acqua

rametti di prezzemolo a foglia piatta

Riscaldare 60 ml / 4 cucchiai di olio e friggere l'anatra fino a doratura su tutti i lati. Lega o cuci l'estremità del collo e metti l'anatra, con il collo in giù, in una ciotola profonda. Riscaldare l'olio rimanente e soffriggere l'aglio fino a quando non sarà leggermente dorato. Aggiungere la salsa di fagioli neri e sale e soffriggere per 1 minuto. Aggiungere l'acqua, i porri, lo zucchero, la salsa di soia, il vino o lo sherry e l'anice stellato e portare a ebollizione. Versare 120 ml / 8 fl oz / 1 tazza di composto nella cavità dell'anatra e legare o cucire per fissarlo. Portare a ebollizione il composto rimanente nella padella. Aggiungere l'anatra e le patate, coprire e cuocere a fuoco lento per 40 minuti, girando l'anatra una volta. Disporre le foglie cinesi su un piatto da portata. Togliete l'anatra dalla padella, tagliatela a pezzi di 5 cm / 2 e disponetela sul piatto di portata con le patate. Mescolare la farina di mais a una pasta con l'acqua, mescolare nella padella e cuocere a fuoco lento, mescolando, fino a quando la salsa si addensa.

Anatra Cotta Rossa

Per 4 persone

1 anatra

4 cipolline (scalogno), tagliate a pezzi

2 fette di radice di zenzero, tagliate a listarelle

90 ml / 6 cucchiai di salsa di soia

45 ml / 3 cucchiai di vino di riso o sherry secco

10 ml / 2 cucchiaini di sale

10 ml / 2 cucchiaini di zucchero

Mettete l'anatra in una padella pesante, coprite con acqua e portate a ebollizione. Aggiungere i cipollotti, lo zenzero, il vino o lo sherry e il sale, coprire e cuocere a fuoco lento per circa 1 ora. Aggiungere lo zucchero e cuocere a fuoco lento per altri 45 minuti finché l'anatra non è tenera. Affetta l'anatra su un piatto da portata e servila calda o fredda, con o senza salsa.

Anatra Arrosto Al Vino Di Riso

Per 4 persone

1 anatra

500 ml / 14 fl oz / 1¾ tazze di vino di riso o sherry secco

5 ml / 1 cucchiaino di sale

45 ml / 3 cucchiai di salsa di soia

Mettere l'anatra in una padella a base pesante con lo sherry e il sale, portare a ebollizione, coprire e cuocere a fuoco lento per 20 minuti. Scolare l'anatra, riservando il liquido, e strofinarla con salsa di soia. Mettere su una griglia in una teglia piena di poca acqua calda e cuocere in forno preriscaldato a 180 ° C / 350 ° F / gas mark 4 per circa 1 ora, bagnando regolarmente con il liquido di vino riservato.

Anatra al vapore con vino di riso

Per 4 persone

1 anatra

4 cipollotti (scalogno), tagliati a metà

1 fetta di radice di zenzero, tritata

250 ml / 8 fl oz / 1 tazza di vino di riso o sherry secco

30 ml / 2 cucchiai di salsa di soia

pizzico di sale

Sbollentare l'anatra in acqua bollente per 5 minuti quindi scolarla. Mettere in una ciotola resistente al calore con gli ingredienti rimanenti. Metti la ciotola in una padella piena d'acqua in modo che arrivi a due terzi dei lati della ciotola. Portare a ebollizione, coprire e cuocere a fuoco lento per circa 2 ore finché l'anatra non sarà tenera. Eliminare i cipollotti e lo zenzero prima di servire.

Anatra Cotta Lenta

Per 4 persone

1 anatra

50 g / 2 oz / ½ tazza di farina di mais (amido di mais)

olio per friggere

2 spicchi d'aglio, schiacciati

30 ml / 2 cucchiai di vino di riso o sherry secco

30 ml / 2 cucchiai di salsa di soia

5 ml / 1 cucchiaino di radice di zenzero grattugiata

750 ml / 1¼ punto / 3 tazze di brodo di pollo

4 funghi cinesi secchi

225 g / 8 oz germogli di bambù, affettati

225 g di castagne d'acqua, affettate

10 ml / 2 cucchiaini di zucchero

pizzico di pepe

5 cipolline (scalogno), affettate

Taglia l'anatra a pezzi della grandezza di una porzione. Riserva 30 ml / 2 cucchiai di farina di mais e ricopri l'anatra con la farina di mais rimanente. Rispolvera l'eccesso. Riscaldare l'olio e soffriggere l'aglio e l'anatra fino a quando saranno leggermente dorati. Togliere dalla padella e scolare su carta assorbente. Metti l'anatra in una padella larga. Mescolare il vino o lo sherry, 15 ml

/ 1 cucchiaio di salsa di soia e lo zenzero. Aggiungere nella padella e cuocere a fuoco vivace per 2 minuti. Aggiungere metà del brodo, portare a ebollizione, coprire e cuocere a fuoco lento per circa 1 ora finché l'anatra non sarà tenera.

Nel frattempo mettete a bagno i funghi in acqua tiepida per 30 minuti poi scolateli. Eliminare i gambi e affettare i cappelli. Aggiungere all'anatra i funghi, i germogli di bambù e le castagne d'acqua e cuocere, mescolando spesso, per 5 minuti. Elimina il grasso dal liquido. Frullate il rimanente brodo, la farina di mais e la salsa di soia con lo zucchero e il pepe e mescolate nella padella. Portare a ebollizione, mescolando, quindi cuocere a fuoco lento per circa 5 minuti finché la salsa non si sarà addensata. Trasferire in una ciotola da portata riscaldata e servire guarnendo con cipollotti.

Anatra saltata in padella

Per 4 persone

1 albume d'uovo, leggermente sbattuto

20 ml / 1½ cucchiaio di farina di mais (amido di mais)

sale

450 g di petto d'anatra, tagliato a fettine sottili

45 ml / 3 cucchiai di olio di arachidi

2 cipollotti (scalogno), tagliati a listarelle

1 peperone verde, tagliato a listarelle

5 ml / 1 cucchiaino di vino di riso o sherry secco

75 ml / 5 cucchiai di brodo di pollo

2,5 ml / ½ cucchiaino di zucchero

Montare l'albume con 15 ml / 1 cucchiaio di farina di mais e un pizzico di sale. Aggiungere l'anatra a fette e mescolare fino a quando l'anatra non sarà ricoperta. Riscaldare l'olio e friggere l'anatra finché non è cotta e dorata. Rimuovere l'anatra dalla padella e scolare tutto tranne 30 ml / 2 cucchiai di olio. Aggiungere i cipollotti e il pepe e saltare in padella per 3 minuti. Aggiungere il vino o lo sherry, il brodo e lo zucchero e portare a ebollizione. Mescolare la farina di mais rimanente con un po 'd'acqua, incorporarla alla salsa e cuocere a fuoco lento, mescolando, fino a quando la salsa non si sarà addensata.

Incorporare l'anatra, scaldare e servire.

Anatra con Patate Dolci

Per 4 persone

1 anatra

250 ml / 8 fl oz / 1 tazza di olio di arachidi

225 g di patate dolci, sbucciate e tagliate a cubetti

2 spicchi d'aglio, schiacciati

1 fetta di radice di zenzero, tritata

2,5 ml / ½ cucchiaino di cannella

2,5 ml / ½ cucchiaino di chiodi di garofano macinati

un pizzico di anice macinato

5 ml / 1 cucchiaino di zucchero

15 ml / 1 cucchiaio di salsa di soia

250 ml / 8 fl oz / 1 tazza di brodo di pollo

15 ml / 1 cucchiaio di farina di mais (amido di mais)

30 ml / 2 cucchiai d'acqua

Tagliate l'anatra in 5 cm / 2 a pezzi. Riscaldare l'olio e friggere le patate fino a dorarle. Toglietele dalla padella e scolate tutto tranne 30 ml / 2 cucchiai di olio. Aggiungere l'aglio e lo zenzero e saltare in padella per 30 secondi. Aggiungere l'anatra e friggere fino a quando non sarà leggermente dorata su tutti i lati. Aggiungere le spezie, lo zucchero, la salsa di soia e il brodo e portare a ebollizione. Aggiungere le patate, coprire e cuocere a fuoco lento per circa 20 minuti fino a quando l'anatra è tenera. Frullare la farina di mais in una pasta con l'acqua, quindi mescolarla nella padella e cuocere a fuoco lento, mescolando, fino a quando la salsa si addensa.

Anatra in agrodolce

Per 4 persone

1 anatra

1,2 l / 2 pt / 5 tazze di brodo di pollo

2 cipolle

2 carote

2 spicchi d'aglio, affettati

15 ml / 1 cucchiaio di spezie per decapaggio

10 ml / 2 cucchiaini di sale

10 ml / 2 cucchiaini di olio di arachidi

6 cipolline (scalogno), tritate

1 mango, sbucciato e tagliato a cubetti

12 litchi, dimezzati

15 ml / 1 cucchiaio di farina di mais (amido di mais)

15 ml / 1 cucchiaio di aceto di vino

10 ml / 2 cucchiaini di concentrato di pomodoro (concentrato)

15 ml / 1 cucchiaio di salsa di soia

5 ml / 1 cucchiaino di polvere di cinque spezie

300 ml / ½ pt / 1¼ tazze di brodo di pollo

Disporre l'anatra in un cestello per la cottura a vapore su una padella contenente il brodo, le cipolle, le carote, l'aglio, le spezie sott'aceto e il sale. Coprire e cuocere a vapore per 2 ore e mezza.

Lascia raffreddare l'anatra, coprila e mettila in frigorifero per 6 ore. Togliere la carne dalle ossa e tagliarla a cubetti. Riscaldare l'olio e friggere l'anatra e i cipollotti fino a renderli croccanti. Incorporare i restanti ingredienti, portare a ebollizione e cuocere a fuoco lento per 2 minuti, mescolando, finché la salsa non si sarà addensata.

Tangerine Duck

Per 4 persone

1 anatra

60 ml / 4 cucchiai di olio di arachidi

1 pezzo di scorza di mandarino essiccata

900 ml / 1½ punto / 3¾ tazze di brodo di pollo

5 ml / 1 cucchiaino di sale

Appendi l'anatra ad asciugare per 2 ore. Scaldare metà dell'olio e friggere l'anatra fino a quando non sarà leggermente dorata. Trasferisci in una grande ciotola resistente al calore. Riscaldare l'olio rimanente e soffriggere la buccia di mandarino per 2 minuti, quindi posizionarla all'interno dell'anatra. Versare il brodo sull'anatra e condire con sale. Posizionare la ciotola su una griglia in una vaporiera, coprire e cuocere a vapore per circa 2 ore finché l'anatra non sarà tenera.

Anatra con Verdure

Per 4 persone

1 anatra grande, tagliata in 16 pezzi

sale

300 ml / ½ pt / 1¼ tazze di acqua

300 ml / ½ pt / 1¼ tazze di vino bianco secco

120 ml / 4 fl oz / ½ tazza di aceto di vino

45 ml / 3 cucchiai di salsa di soia

30 ml / 2 cucchiai di salsa di prugne

30 ml / 2 cucchiai di salsa hoisin

5 ml / 1 cucchiaino di polvere di cinque spezie

6 cipolline (scalogno), tritate

2 carote, tritate

5 cm / 2 in ravanello bianco, tritato

50 g di cavolo cinese, a dadini

pepe appena macinato

5 ml / 1 cucchiaino di zucchero

Mettere i pezzi di anatra in una ciotola, cospargere di sale e aggiungere l'acqua e il vino. Aggiungere l'aceto di vino, la salsa di soia, la salsa di prugne, la salsa hoisin e la polvere di cinque spezie, portare a ebollizione, coprire e cuocere a fuoco lento per circa 1 ora. Aggiungere le verdure nella padella, togliere il coperchio e cuocere a fuoco lento per altri 10 minuti. Condite con sale, pepe e zucchero e lasciate raffreddare. Copri e metti in frigorifero per una notte. Elimina il grasso e riscalda l'anatra nella salsa per 20 minuti.

Maiale brasato piccante

Per 4 persone

450 g / 1 libbra di maiale, a dadini

sale e pepe

30 ml / 2 cucchiai di salsa di soia

30 ml / 2 cucchiai di salsa hoisin

45 ml / 3 cucchiai di olio di arachidi

120 ml / 4 fl oz / ½ tazza di vino di riso o sherry secco

300 ml / ½ pt / 1¼ tazze di brodo di pollo

5 ml / 1 cucchiaino di polvere di cinque spezie

6 cipolline (scalogno), tritate

225 g di funghi ostrica, a fette

15 ml / 1 cucchiaio di farina di mais (amido di mais)

Condire la carne con sale e pepe. Mettere in un piatto e mescolare la salsa di soia e la salsa hoisin. Coprite e lasciate marinare per 1 ora. Riscaldare l'olio e saltare in padella la carne fino a doratura. Aggiungere il vino o lo sherry, il brodo e la polvere di cinque spezie, portare a ebollizione, coprire e cuocere a fuoco lento per 1 ora. Aggiungere i cipollotti e i funghi, togliere il coperchio e cuocere a fuoco lento per altri 4 minuti. Frullare la maizena con un po 'd'acqua, riportare a ebollizione e cuocere a fuoco lento, mescolando, per 3 minuti finché la salsa non si sarà addensata.

Panini Di Maiale Al Vapore

Per 12

30 ml / 2 cucchiai di salsa hoisin

15 ml / 1 cucchiaio di salsa di ostriche

15 ml / 1 cucchiaio di salsa di soia

2,5 ml / ½ cucchiaino di olio di sesamo

30 ml / 2 cucchiai di olio di arachidi

10 ml / 2 cucchiaini di radice di zenzero grattugiata

1 spicchio d'aglio, schiacciato

300 ml / ½ pt / 1¼ tazze di acqua

15 ml / 1 cucchiaio di farina di mais (amido di mais)

225 g di maiale cotto, tritato finemente

4 cipolline (scalogno), tritate finemente

350 g / 12 oz / 3 tazze di farina semplice (per tutti gli usi)

15 ml / 1 cucchiaio di lievito in polvere

2,5 ml / ½ cucchiaino di sale

50 g / 2 oz / ½ tazza di strutto

5 ml / 1 cucchiaino di aceto di vino

12 x 13 cm / 5 quadrati di carta oleata

Mescolare le salse hoisin, ostriche e di soia e l'olio di sesamo. Riscaldare l'olio e friggere lo zenzero e l'aglio fino a quando saranno leggermente dorati. Aggiungere il composto di salsa e soffriggere per 2 minuti. Mescolare 120 ml / 4 fl oz / ½ tazza di acqua con la maizena e mescolare nella padella. Portare a ebollizione, mescolando, quindi cuocere a fuoco lento finché il composto non si sarà addensato. Incorporare la carne di maiale e le cipolle e lasciar raffreddare.

Mescolare insieme la farina, il lievito e il sale. Strofinare con lo strutto fino a quando il composto non assomiglia a un pangrattato fine. Mescolare l'aceto di vino e l'acqua rimanente, quindi mescolarlo alla farina per formare un impasto compatto. Impastare leggermente su una superficie infarinata quindi coprire e lasciare riposare per 20 minuti.

Impastate di nuovo la pasta quindi dividetela in 12 e formate ognuna una palla. Stendete a 15 cm / 6 in tondo su una spianatoia infarinata. Mettere cucchiai di ripieno al centro di ogni cerchio, spennellare i bordi con acqua e pizzicare i bordi insieme per sigillare il ripieno. Spennellare un lato di ogni quadrato di carta oleata con olio. Posiziona ogni panino su un quadrato di carta, con la cucitura rivolta verso il basso. Metti i panini in un unico strato su una griglia per la cottura a vapore sopra l'acqua bollente. Coprire e cuocere al vapore i panini per circa 20 minuti fino a cottura ultimata.

Maiale con cavolo cappuccio

Per 4 persone

6 funghi cinesi secchi

30 ml / 2 cucchiai di olio di arachidi

450 g / 1 libbra di maiale, tagliato a listarelle

2 cipolle, affettate

2 peperoni rossi, tagliati a listarelle

350 g di cavolo bianco, sminuzzato

2 spicchi d'aglio, tritati

2 pezzi di zenzero a gambo, tritato

30 ml / 2 cucchiai di miele

45 ml / 3 cucchiai di salsa di soia

120 ml / 4 fl oz / ½ tazza di vino bianco secco

sale e pepe

10 ml / 2 cucchiaini di farina di mais (amido di mais)

15 ml / 1 cucchiaio di acqua

Mettere a bagno i funghi in acqua tiepida per 30 minuti, quindi scolarli. Eliminare i gambi e affettare i cappelli. Riscaldare l'olio e friggere il maiale fino a quando non sarà leggermente dorato. Aggiungere le verdure, l'aglio e lo zenzero e saltare in padella per 1 minuto. Aggiungere il miele, la salsa di soia e il vino, portare a ebollizione, coprire e cuocere a fuoco lento per 40 minuti fino a quando la carne sarà cotta. Condire con sale e pepe. Mescolare la farina di mais e l'acqua e mescolare nella padella. Portare appena a ebollizione, mescolando continuamente, quindi cuocere a fuoco lento per 1 minuto.

Maiale con Cavolo e Pomodori

Per 4 persone

30 ml / 2 cucchiai di olio di arachidi

450 g / 1 lb di maiale magro, tagliato a scaglie

sale e pepe macinato fresco

1 spicchio d'aglio, schiacciato

1 cipolla, tritata finemente

½ cavolo cappuccio, sminuzzato

450 g di pomodori, pelati e tagliati in quarti

250 ml / 8 fl oz / 1 tazza di brodo

30 ml / 2 cucchiai di farina di mais (amido di mais)

15 ml / 1 cucchiaio di salsa di soia

60 ml / 4 cucchiai di acqua

Riscaldare l'olio e friggere la carne di maiale, sale, pepe, aglio e cipolla fino a quando saranno leggermente dorati. Aggiungere la verza, i pomodori e il brodo, portare a ebollizione, coprire e cuocere a fuoco lento per 10 minuti fino a quando la verza sarà appena tenera. Frullare la farina di mais, la salsa di soia e l'acqua fino a ottenere una pasta, mescolare nella padella e cuocere a fuoco lento, mescolando, fino a quando la salsa non si schiarisce e si addensa.

Maiale marinato con cavolo cappuccio

Per 4 persone

350 g di pancetta di maiale

2 cipolline (scalogno), tritate

1 fetta di radice di zenzero, tritata

1 stecca di cannella

3 chiodi di garofano anice stellato

45 ml / 3 cucchiai di zucchero di canna

600 ml / 1 pt / 2½ tazze d'acqua

15 ml / 1 cucchiaio di olio di arachidi

15 ml / 1 cucchiaio di salsa di soia

5 ml / 1 cucchiaino di concentrato di pomodoro (concentrato)

5 ml / 1 cucchiaino di salsa di ostriche

100 g / 4 oz di cuori di cavolo cinese

100 g / 4 oz pak choi

Tagliare la carne di maiale a pezzi di 10 cm / 4 e metterla in una ciotola. Aggiungere i cipollotti, lo zenzero, la cannella, l'anice stellato, lo zucchero e l'acqua e lasciare riposare per 40 minuti. Scaldare l'olio, togliere la carne di maiale dalla marinata e aggiungerla nella padella. Friggere fino a doratura leggermente, quindi aggiungere la salsa di soia, la passata di pomodoro e la salsa di ostriche. Portare a ebollizione e cuocere a fuoco lento per circa 30 minuti fino a quando la carne di maiale è tenera e il liquido si è ridotto, aggiungendo un po 'più di acqua durante la cottura, se necessario.

Nel frattempo, cuocere a vapore i cuori di cavolo e il pak choi su acqua bollente per circa 10 minuti finché sono teneri. Disporli su un piatto da portata caldo, guarnire con il maiale e un cucchiaio sopra la salsa.

Maiale al Sedano

Per 4 persone

45 ml / 3 cucchiai di olio di arachidi

1 spicchio d'aglio, schiacciato

1 cipollotto (scalogno), tritato

1 fetta di radice di zenzero, tritata

225 g di maiale magro, tagliato a listarelle

100 g di sedano, tagliato a fettine sottili

45 ml / 3 cucchiai di salsa di soia

15 ml / 1 cucchiaio di vino di riso o sherry secco

5 ml / 1 cucchiaino di farina di mais (amido di mais)

Riscaldare l'olio e soffriggere l'aglio, il cipollotto e lo zenzero finché non saranno leggermente dorati. Aggiungere la carne di maiale e saltare in padella per 10 minuti fino a doratura. Aggiungere il sedano e saltare in padella per 3 minuti. Aggiungere gli altri ingredienti e saltare in padella per 3 minuti.

Maiale con Castagne e Funghi

Per 4 persone

4 funghi cinesi secchi

100 g / 4 oz / 1 tazza di castagne

30 ml / 2 cucchiai di olio di arachidi

2,5 ml / ½ cucchiaino di sale

450 g / 1 lb di maiale magro, a cubetti

15 ml / 1 cucchiaio di salsa di soia

375 ml di brodo di pollo

100 g di castagne d'acqua, affettate

Mettere a bagno i funghi in acqua tiepida per 30 minuti, quindi scolarli. Eliminare i gambi e dimezzare i cappelli. Sbollentare le castagne in acqua bollente per 1 minuto poi scolarle. Riscaldare l'olio e il sale, quindi friggere il maiale fino a quando non sarà leggermente dorato. Aggiungere la salsa di soia e saltare in padella per 1 minuto. Aggiungere il brodo e portare a ebollizione. Aggiungere le castagne e le castagne d'acqua, riportare a ebollizione, coprire e cuocere a fuoco lento per circa 1 ora e mezza finché la carne non sarà tenera.

Braciola di maiale Suey

Per 4 persone

100 g / 4 oz germogli di bambù, tagliati a strisce

100 g di castagne d'acqua, tagliate a fettine sottili

60 ml / 4 cucchiai di olio di arachidi

3 cipolline (scalogno), tritate

2 spicchi d'aglio, schiacciati

1 fetta di radice di zenzero, tritata

225 g di maiale magro, tagliato a listarelle

45 ml / 3 cucchiai di salsa di soia

15 ml / 1 cucchiaio di vino di riso o sherry secco

5 ml / 1 cucchiaino di sale

5 ml / 1 cucchiaino di zucchero

pepe appena macinato

15 ml / 1 cucchiaio di farina di mais (amido di mais)

Sbollentare i germogli di bambù e le castagne d'acqua in acqua bollente per 2 minuti, quindi scolare e asciugare tamponando. Scaldare 45 ml / 3 cucchiai di olio e soffriggere i cipollotti, l'aglio e lo zenzero fino a quando saranno leggermente dorati. Aggiungere la carne di maiale e saltare in padella per 4 minuti. Togliere dalla padella.

Riscaldare l'olio rimanente e soffriggere le verdure per 3 minuti. Aggiungere il maiale, la salsa di soia, il vino o lo sherry, il sale, lo zucchero e un pizzico di pepe e saltare in padella per 4 minuti. Mescolare la farina di mais con un po 'd'acqua, mescolare nella padella e cuocere a fuoco lento, mescolando, fino a quando la salsa non si schiarisce e si addensa.

Pork Chow Mein

Per 4 persone

4 funghi cinesi secchi

30 ml / 2 cucchiai di olio di arachidi

2,5 ml / ½ cucchiaino di sale

4 cipolline (scalogno), tritate

225 g di maiale magro, tagliato a listarelle

15 ml / 1 cucchiaio di salsa di soia

5 ml / 1 cucchiaino di zucchero

3 gambi di sedano, tritati

1 cipolla, tagliata a spicchi

100 g di funghi, tagliati a metà

120 ml / 4 fl oz / ½ tazza di brodo di pollo

spaghetti fritti

Mettere a bagno i funghi in acqua tiepida per 30 minuti, quindi scolarli. Eliminare i gambi e affettare i cappelli. Riscaldare l'olio e il sale e friggere i cipollotti finché non si saranno ammorbiditi. Aggiungere il maiale e friggere fino a quando non sarà leggermente dorato. Mescolare la salsa di soia, lo zucchero, il sedano, la cipolla e i funghi sia freschi che secchi e saltare in padella per circa 4 minuti fino a quando gli ingredienti sono ben amalgamati. Aggiungere il brodo e cuocere a fuoco lento per 3 minuti. Aggiungere metà delle tagliatelle nella padella e mescolare delicatamente, quindi aggiungere le tagliatelle rimanenti e mescolare fino a quando non si saranno riscaldate.

Chow Mein di maiale arrosto

Per 4 persone

100 g di germogli di soia

45 ml / 3 cucchiai di olio di arachidi

100 g di cavolo cinese, sminuzzato

225 g di maiale arrosto, a fette

5 ml / 1 cucchiaino di sale

15 ml / 1 cucchiaio di vino di riso o sherry secco

Sbollentare i germogli di soia in acqua bollente per 4 minuti, quindi scolarli. Scaldare l'olio e saltare in padella i germogli di soia e il cavolo fino a quando non si saranno ammorbiditi. Aggiungere il maiale, il sale e lo sherry e saltare in padella finché non si riscalda. Aggiungere metà delle tagliatelle scolate nella padella e mescolare delicatamente fino a quando non si saranno riscaldate. Aggiungere le tagliatelle rimanenti e mescolare finché non si saranno riscaldate.

Maiale con Chutney

Per 4 persone

5 ml / 1 cucchiaino di polvere di cinque spezie

5 ml / 1 cucchiaino di curry in polvere

450 g / 1 libbra di maiale, tagliato a listarelle

30 ml / 2 cucchiai di olio di arachidi

6 cipollotti (scalogno), tagliati a listarelle

1 gambo di sedano, tagliato a listarelle

100 g di germogli di soia

1 vasetto da 200 g / 7 oz Sottaceti cinesi dolci, a dadini

45 ml / 3 cucchiai di chutney di mango

30 ml / 2 cucchiai di salsa di soia

30 ml / 2 cucchiai di passata di pomodoro (pasta)

150 ml / ¼ pt / generoso ½ tazza di brodo di pollo

10 ml / 2 cucchiaini di farina di mais (amido di mais)

Strofina bene le spezie sul maiale. Riscaldare l'olio e saltare in padella la carne per 8 minuti o fino a cottura. Togliere dalla padella. Aggiungere le verdure nella padella e saltare in padella per 5 minuti. Rimetti il maiale nella padella con tutti gli ingredienti rimanenti tranne la farina di mais. Mescola finché non si riscalda. Mescolare la maizena con un po 'd'acqua, mescolarla nella padella e cuocere a fuoco lento, mescolando, fino a quando la salsa non si sarà addensata.

Maiale con cetriolo

Per 4 persone

225 g di maiale magro, tagliato a listarelle

30 ml / 2 cucchiai di farina semplice (per tutti gli usi)

sale e pepe macinato fresco

60 ml / 4 cucchiai di olio di arachidi

225 g di cetriolo, sbucciato e affettato

30 ml / 2 cucchiai di salsa di soia

Mettere il maiale nella farina e condire con sale e pepe. Riscaldare l'olio e saltare in padella il maiale per circa 5 minuti fino a cottura. Aggiungere il cetriolo e la salsa di soia e saltare in padella per altri 4 minuti. Controllare e aggiustare il condimento e servire con riso fritto.

Pacchi Di Maiale Croccanti

Per 4 persone

4 funghi cinesi secchi

30 ml / 2 cucchiai di olio di arachidi

225 g di filetto di maiale, tritato (macinato)

50 g di gamberi sbucciati, tritati

15 ml / 1 cucchiaio di salsa di soia

15 ml / 1 cucchiaio di farina di mais (amido di mais)

30 ml / 2 cucchiai d'acqua

8 involucri per involtini primavera

100 g / 4 oz / 1 tazza di farina di mais (amido di mais)

olio per friggere

Mettere a bagno i funghi in acqua tiepida per 30 minuti, quindi scolarli. Eliminare i gambi e tritare finemente i cappelli. Scaldare l'olio e soffriggere i funghi, il maiale, i gamberi e la salsa di soia per 2 minuti. Frullare la farina di mais e l'acqua fino a ottenere una pasta e incorporare al composto per fare il ripieno.

Tagliate gli involucri a listarelle, adagiate un po 'di ripieno all'estremità di ciascuna e arrotolate a triangoli, sigillando con un po' di farina e acqua. Spolverare generosamente con farina di mais. Riscaldare l'olio e friggere i triangoli fino a renderli croccanti e dorati. Scolare bene prima di servire.

Involtini Di Uova Di Maiale

Per 4 persone

225 g di maiale magro, sminuzzato

1 fetta di radice di zenzero, tritata

1 cipollotto tritato

15 ml / 1 cucchiaio di salsa di soia

15 ml / 1 cucchiaio di acqua

12 pellicine per involtini d'uovo

1 uovo, sbattuto

olio per friggere

Mescolare il maiale, lo zenzero, la cipolla, la salsa di soia e l'acqua. Mettere un po 'di ripieno al centro di ogni pelle e spennellare i bordi con l'uovo sbattuto. Piegare i lati quindi arrotolare il rotolo di uova lontano da voi, sigillando i bordi con l'uovo. Cuocere a vapore su una griglia in una vaporiera per 30 minuti fino a quando il maiale è cotto. Riscaldare l'olio e friggere per alcuni minuti fino a quando non diventa croccante e dorato.

Involtini di uova di maiale e gamberi

Per 4 persone

30 ml / 2 cucchiai di olio di arachidi

225 g di maiale magro, sminuzzato

6 cipolline (scalogno), tritate

225 g di germogli di soia

100 g di gamberi sbucciati, tritati

15 ml / 1 cucchiaio di salsa di soia

2,5 ml / ½ cucchiaino di sale

12 pellicine per involtini d'uovo

1 uovo, sbattuto

olio per friggere

Riscaldare l'olio e friggere il maiale e i cipollotti fino a quando sono leggermente dorati. Nel frattempo sbollentate i germogli di soia in acqua bollente per 2 minuti poi scolateli. Aggiungere i germogli di soia nella padella e saltare in padella per 1 minuto. Aggiungere i gamberi, la salsa di soia e il sale e saltare in padella per 2 minuti. Lasciar raffreddare.

Mettere un po 'di ripieno al centro di ogni pelle e spennellare i bordi con l'uovo sbattuto. Piegare i lati quindi arrotolare gli involtini di uova, sigillando i bordi con l'uovo. Riscaldare l'olio e friggere gli involtini all'uovo fino a renderli croccanti e dorati.

Maiale brasato con uova

Per 4 persone

450 g / 1 libbra di maiale magro

30 ml / 2 cucchiai di olio di arachidi

1 cipolla, tritata

90 ml / 6 cucchiai di salsa di soia

45 ml / 3 cucchiai di vino di riso o sherry secco

15 ml / 1 cucchiaio di zucchero di canna

3 uova sode (sode)

Portare a ebollizione una pentola d'acqua, aggiungere la carne di maiale, riportare a ebollizione e far bollire fino a sigillatura. Togliete dalla padella, scolate bene e tagliate a cubetti. Riscaldare l'olio e soffriggere la cipolla fino a quando non si sarà ammorbidita. Aggiungere la carne di maiale e saltare in padella finché non sarà leggermente dorata. Incorporare la salsa di soia, il vino o lo sherry e lo zucchero, coprire e cuocere a fuoco lento per 30 minuti, mescolando di tanto in tanto. Incidere leggermente l'esterno delle uova quindi aggiungerle nella padella, coprire e cuocere a fuoco lento per altri 30 minuti.

Maiale ardente

Per 4 persone

450 g di filetto di maiale, tagliato a listarelle

30 ml / 2 cucchiai di salsa di soia

30 ml / 2 cucchiai di salsa hoisin

5 ml / 1 cucchiaino di polvere di cinque spezie

15 ml / 1 cucchiaio di pepe

15 ml / 1 cucchiaio di zucchero di canna

15 ml / 1 cucchiaio di olio di sesamo

30 ml / 2 cucchiai di olio di arachidi

6 cipolline (scalogno), tritate

1 peperone verde, tagliato a pezzi

200 g di germogli di soia

2 fette di ananas, a dadini

45 ml / 3 cucchiai di ketchup di pomodoro (catsup)

150 ml / ¼ pt / generoso ½ tazza di brodo di pollo

Metti la carne in una ciotola. Mescolare la salsa di soia, la salsa hoisin, la polvere di cinque spezie, il pepe e lo zucchero, versare sulla carne e lasciare marinare per 1 ora. Riscaldare gli oli e saltare in padella la carne fino a doratura. Togliere dalla padella. Aggiungere le verdure e soffriggere per 2 minuti. Aggiungere l'ananas, il ketchup e il brodo e portare a ebollizione. Rimettere la carne nella padella e scaldare prima di servire.

Filetto Di Maiale Fritto

Per 4 persone

350 g di filetto di maiale, a cubetti

15 ml / 1 cucchiaio di vino di riso o sherry secco

15 ml / 1 cucchiaio di salsa di soia

5 ml / 1 cucchiaino di olio di sesamo

30 ml / 2 cucchiai di farina di mais (amido di mais)

olio per friggere

Mescolare insieme il maiale, il vino o lo sherry, la salsa di soia, l'olio di sesamo e la farina di mais in modo che il maiale sia ricoperto da una pastella densa. Riscaldare l'olio e friggere il maiale per circa 3 minuti fino a renderlo croccante. Togli la carne di maiale dalla padella, riscalda l'olio e friggi di nuovo per circa 3 minuti.

Maiale alle cinque spezie

Per 4 persone

225 g di maiale magro

5 ml / 1 cucchiaino di farina di mais (amido di mais)

2,5 ml / ½ cucchiaino di polvere di cinque spezie

2,5 ml / ½ cucchiaino di sale

15 ml / 1 cucchiaio di vino di riso o sherry secco

20 ml / 2 cucchiai di olio di arachidi

120 ml / 4 fl oz / ½ tazza di brodo di pollo

Affettare sottilmente la carne di maiale contro il grano. Mescolare il maiale con la farina di mais, la polvere di cinque spezie, il sale e il vino o lo sherry e mescolare bene per rivestire il maiale. Lasciar riposare per 30 minuti, mescolando di tanto in tanto. Scaldare l'olio, aggiungere la carne di maiale e saltare in padella per circa 3 minuti. Aggiungere il brodo, portare a ebollizione, coprire e cuocere a fuoco lento per 3 minuti. Servite subito.

Maiale profumato brasato

Per 6-8 persone

1 pezzo di scorza di mandarino

45 ml / 3 cucchiai di olio di arachidi

900 g / 2 lb magro di maiale, a cubetti

250 ml / 8 fl oz / 1 tazza di vino di riso o sherry secco

120 ml / 4 fl oz / ½ tazza di salsa di soia

2,5 ml / ½ cucchiaino di anice in polvere

½ stecca di cannella

4 chiodi di garofano

5 ml / 1 cucchiaino di sale

250 ml / 8 fl oz / 1 tazza d'acqua

2 cipolline (scalogno), affettate

1 fetta di radice di zenzero, tritata

Metti a bagno la buccia di mandarino in acqua mentre prepari il piatto. Riscaldare l'olio e friggere il maiale fino a quando non sarà leggermente dorato. Aggiungere il vino o lo sherry, la salsa di soia, l'anice in polvere, la cannella, i chiodi di garofano, il sale e l'acqua. Portare a ebollizione, aggiungere la buccia di mandarino, il cipollotto e lo zenzero. Coprire e cuocere a fuoco lento per circa 1 ora e mezza finché sono teneri, mescolando di tanto in tanto e aggiungendo un po 'di acqua bollente in più se necessario. Rimuovere le spezie prima di servire.

Maiale con aglio tritato

Per 4 persone

450 g / 1 libbra di pancetta di maiale, senza pelle

3 fette di radice di zenzero

2 cipolline (scalogno), tritate

30 ml / 2 cucchiai di aglio tritato

30 ml / 2 cucchiai di salsa di soia

5 ml / 1 cucchiaino di sale

15 ml / 1 cucchiaio di brodo di pollo

2,5 ml / ½ cucchiaino di olio al peperoncino

4 rametti di coriandolo

Mettere la carne di maiale in una padella con lo zenzero e i cipollotti, coprire con acqua, portare a ebollizione e cuocere a fuoco lento per 30 minuti fino a cottura completa. Togliere e scolare bene, quindi tagliare a fettine sottili di circa 5 cm / 2 quadrati. Disporre le fette in un colino di metallo. Portare a ebollizione una pentola d'acqua, aggiungere le fette di maiale e cuocere per 3 minuti finché non si saranno riscaldate. Disporre su un piatto da portata caldo. Mescolare l'aglio, la salsa di soia, il sale, il brodo e l'olio al peperoncino e versare un cucchiaio sul maiale. Servire guarnito con coriandolo.

Maiale saltato in padella con zenzero

Per 4 persone

225 g di maiale magro

5 ml / 1 cucchiaino di farina di mais (amido di mais)

30 ml / 2 cucchiai di salsa di soia

30 ml / 2 cucchiai di olio di arachidi

1 fetta di radice di zenzero, tritata

1 cipollotto (scalogno), affettato

45 ml / 3 cucchiai d'acqua

5 ml / 1 cucchiaino di zucchero di canna

Affettare sottilmente la carne di maiale contro il grano. Mescolare la farina di mais, quindi cospargere con salsa di soia e mescolare di nuovo. Riscaldare l'olio e saltare in padella il maiale per 2 minuti fino a quando non è ben sigillato. Aggiungere lo zenzero e il cipollotto e soffriggere per 1 minuto. Aggiungere l'acqua e lo zucchero, coprire e cuocere a fuoco lento per circa 5 minuti fino a cottura completa.

Maiale con Fagiolini

Per 4 persone

450 g / 1 libbra di fagiolini, tagliati a pezzi

30 ml / 2 cucchiai di olio di arachidi

2,5 ml / ½ cucchiaino di sale

1 fetta di radice di zenzero, tritata

225 g di maiale magro, tritato (macinato)

120 ml / 4 fl oz / ½ tazza di brodo di pollo

75 ml / 5 cucchiai d'acqua

2 uova

15 ml / 1 cucchiaio di farina di mais (amido di mais)

Sbollentare i fagioli per circa 2 minuti, quindi scolarli. Riscaldare l'olio e saltare in padella il sale e lo zenzero per pochi secondi. Aggiungere la carne di maiale e saltare in padella finché non sarà leggermente dorata. Aggiungere i fagioli e saltare in padella per 30 secondi, ricoprendo con l'olio. Mescolare il brodo, portare a ebollizione, coprire e cuocere a fuoco lento per 2 minuti. Sbattere 30 ml / 2 cucchiai di acqua con le uova e mescolarle nella padella. Mescolare l'acqua rimanente con la maizena. Quando le uova iniziano a rapprendersi, incorporare la farina di mais e cuocere fino a quando il composto non si sarà addensato. Servite subito.

Maiale con prosciutto e tofu

Per 4 persone

4 funghi cinesi secchi

5 ml / 1 cucchiaino di olio di arachidi

100 g di prosciutto affumicato, a fette

225 g di tofu a fette

225 g di maiale magro, a fette

15 ml / 1 cucchiaio di vino di riso o sherry secco

sale e pepe macinato fresco

1 fetta di radice di zenzero, tritata

1 cipollotto (scalogno), tritato

10 ml / 2 cucchiaini di farina di mais (amido di mais)

30 ml / 2 cucchiai d'acqua

Mettere a bagno i funghi in acqua tiepida per 30 minuti, quindi scolarli. Eliminare i gambi e dimezzare i cappelli. Strofina una ciotola resistente al calore con l'olio di arachidi. Disporre i funghi, il prosciutto, il tofu e il maiale a strati nel piatto, con sopra il maiale. Cospargere con vino o sherry, sale e pepe, zenzero e cipollotto. Coprire e cuocere a vapore su una griglia su acqua bollente per circa 45 minuti fino a cottura ultimata. Scolare il sugo dalla ciotola senza disturbare gli ingredienti. Aggiungere abbastanza acqua per ottenere 250 ml / 8 fl oz / 1 tazza.

Mescolate insieme la maizena e l'acqua e incorporatela alla salsa. Portare nella ciotola e cuocere a fuoco lento, mescolando, fino a quando la salsa non si schiarisce e si addensa. Versare il composto di maiale su un piatto da portata caldo, versarvi sopra la salsa e servire.

Spiedini Di Maiale Fritti

Per 4 persone

450 g di filetto di maiale, affettato sottilmente

100 g di prosciutto cotto, tagliato a fettine sottili

6 castagne d'acqua, tagliate a fettine sottili

30 ml / 2 cucchiai di salsa di soia

30 ml / 2 cucchiai di aceto di vino

15 ml / 1 cucchiaio di zucchero di canna

15 ml / 1 cucchiaio di salsa di ostriche

poche gocce di olio al peperoncino

45 ml / 3 cucchiai di farina di mais (amido di mais)

30 ml / 2 cucchiai di vino di riso o sherry secco

2 uova sbattute

olio per friggere

Infilare alternativamente il maiale, il prosciutto e le castagne d'acqua sugli spiedini. Mescolare la salsa di soia, l'aceto di vino, lo zucchero, la salsa di ostriche e l'olio al peperoncino. Versate sopra gli spiedini, coprite e lasciate marinare in frigorifero per 3 ore. Mescolare la farina di mais, il vino o lo sherry e le uova fino a ottenere una pastella liscia e densa. Attorciglia gli spiedini nella pastella per rivestirli. Riscaldare l'olio e friggere gli spiedini fino a quando non diventano dorati.

Stinco di maiale brasato in salsa rossa

Per 4 persone

1 stinco di maiale grande

1 l / 1½ pt / 4¼ tazze di acqua bollente

5 ml / 1 cucchiaino di sale

120 ml / 4 fl oz / ½ tazza di aceto di vino

120 ml / 4 fl oz / ½ tazza di salsa di soia

45 ml / 3 cucchiai di miele

5 ml / 1 cucchiaino di bacche di ginepro

5 ml / 1 cucchiaino di semi di anice

5 ml / 1 cucchiaino di coriandolo

60 ml / 4 cucchiai di olio di arachidi

6 cipolline (scalogno), affettate

2 carote, tagliate a fettine sottili

1 gambo di sedano, affettato

45 ml / 3 cucchiai di salsa hoisin

30 ml / 2 cucchiai di chutney di mango

75 ml / 5 cucchiai di passata di pomodoro (pasta)

1 spicchio d'aglio, schiacciato

60 ml / 4 cucchiai di erba cipollina tritata

Portare a ebollizione lo stinco di maiale con l'acqua, il sale, l'aceto di vino, 45 ml / 3 cucchiai di salsa di soia, il miele e le spezie. Aggiungere le verdure, riportare a ebollizione, coprire e cuocere a fuoco lento per circa 1 ora e mezza finché la carne non sarà tenera. Togliere la carne e le verdure dalla padella, tagliare la carne dall'osso e tagliarla a cubetti. Riscaldare l'olio e friggere la carne fino a doratura. Aggiungere le verdure e saltare in padella per 5 minuti. Aggiungere la restante salsa di soia, la salsa hoisin, il chutney, la passata di pomodoro e l'aglio. Portare a ebollizione, mescolando, quindi cuocere a fuoco lento per 3 minuti. Servire cosparso di erba cipollina.

Maiale Marinato

Per 4 persone

450 g / 1 libbra di maiale magro

1 fetta di radice di zenzero, tritata

1 spicchio d'aglio, schiacciato

90 ml / 6 cucchiai di salsa di soia

15 ml / 1 cucchiaio di vino di riso o sherry secco

45 ml / 3 cucchiai di olio di arachidi

1 cipollotto (scalogno), affettato

15 ml / 1 cucchiaio di zucchero di canna

pepe appena macinato

Mescolare il maiale con lo zenzero, l'aglio, 30 ml / 2 cucchiai di salsa di soia e vino o sherry. Lasciar riposare per 30 minuti mescolando di tanto in tanto, quindi sollevare la carne dalla marinata. Riscaldare l'olio e friggere il maiale fino a quando non sarà leggermente dorato. Aggiungere il cipollotto, lo zucchero, la salsa di soia rimasta e un pizzico di pepe, coprire e cuocere a fuoco lento per circa 45 minuti fino a quando il maiale è cotto. Tagliate la carne di maiale a cubetti e servite.

Costolette Di Maiale Marinate

Per 6 persone

6 costolette di maiale

1 fetta di radice di zenzero, tritata

1 spicchio d'aglio, schiacciato

90 ml / 6 cucchiai di salsa di soia

30 ml / 2 cucchiai di vino di riso o sherry secco

45 ml / 3 cucchiai di olio di arachidi

2 cipolline (scalogno), tritate

15 ml / 1 cucchiaio di zucchero di canna

pepe appena macinato

Tagliare l'osso dalle costolette di maiale e tagliare la carne a cubetti. Mescolare lo zenzero, l'aglio, 30 ml / 2 cucchiai di salsa di soia e il vino o lo sherry, versare sul maiale e lasciare marinare per 30 minuti mescolando di tanto in tanto. Togli la carne dalla marinata. Riscaldare l'olio e friggere il maiale fino a quando non sarà leggermente dorato. Aggiungere i cipollotti e saltare in padella per 1 minuto. Mescolare la restante salsa di soia con lo zucchero e un pizzico di pepe. Incorporare la salsa, portare a ebollizione, coprire e cuocere a fuoco lento per circa 30 minuti fino a quando il maiale è tenero.

Maiale ai Funghi

Per 4 persone

25 g / 1 oz di funghi cinesi secchi

30 ml / 2 cucchiai di olio di arachidi

1 spicchio d'aglio, tritato

225 g di maiale magro, tagliato a scaglie

4 cipolline (scalogno), tritate

15 ml / 1 cucchiaio di salsa di soia

15 ml / 1 cucchiaio di vino di riso o sherry secco

5 ml / 1 cucchiaino di olio di sesamo

Mettere a bagno i funghi in acqua tiepida per 30 minuti, quindi scolarli. Scartare i gambi e affettare i cappelli. Riscaldare l'olio e soffriggere l'aglio fino a quando non sarà leggermente dorato. Aggiungere il maiale e saltare in padella fino a doratura. Mescolare i cipollotti, i funghi, la salsa di soia e il vino o lo sherry e saltare in padella per 3 minuti. Incorporate l'olio di sesamo e servite subito.

Torta Di Carne Al Vapore

Per 4 persone

450 g / 1 libbra di maiale tritato (macinato)

4 castagne d'acqua, tritate finemente

225 g di funghi, tritati finemente

5 ml / 1 cucchiaino di salsa di soia

sale e pepe macinato fresco

1 uovo, leggermente sbattuto

Mescolare bene tutti gli ingredienti e formare una torta schiacciata su un piatto da forno. Posizionare il piatto su una griglia in una vaporiera, coprire e cuocere a vapore per 1 ora e mezza.

Maiale Cotto Con Funghi

Per 4 persone

450 g / 1 lb di maiale magro, a cubetti

250 ml / 8 fl oz / 1 tazza d'acqua

15 ml / 1 cucchiaio di salsa di soia

15 ml / 1 cucchiaio di vino di riso o sherry secco

5 ml / 1 cucchiaino di zucchero

5 ml / 1 cucchiaino di sale

225 g di funghi champignon

Mettere la carne di maiale e l'acqua in una padella e portare l'acqua a ebollizione. Coprire e cuocere a fuoco lento per 30 minuti quindi scolare, riservando il brodo. Rimetti il maiale nella padella e aggiungi la salsa di soia. Cuocere a fuoco lento, mescolando, fino a quando la salsa di soia non sarà assorbita. Incorporare il vino o lo sherry, lo zucchero e il sale. Versare il brodo riservato, portare a ebollizione, coprire e cuocere a fuoco lento per circa 30 minuti, rigirando di tanto in tanto la carne. Aggiungere i funghi e cuocere a fuoco lento per altri 20 minuti.

Maiale con frittella di noodle

Per 4 persone

30 ml / 2 cucchiai di olio di arachidi

5 ml / 2 cucchiaini di sale

225 g di maiale magro, tagliato a listarelle

225 g di cavolo cinese, sminuzzato

100 g / 4 oz germogli di bambù, sminuzzati

100 g di funghi, tagliati a fettine sottili

150 ml / ¼ pt / generoso ½ tazza di brodo di pollo

10 ml / 2 cucchiaini di farina di mais (amido di mais)

15 ml / 1 cucchiaio di vino di riso o sherry secco

15 ml / 1 cucchiaio di acqua

frittella di noodle

Riscaldare l'olio e friggere il sale e la carne di maiale fino a quando saranno leggermente colorati. Aggiungere il cavolo cappuccio, i germogli di bambù ei funghi e saltare in padella per 1 minuto. Aggiungere il brodo, portare a ebollizione, coprire e cuocere a fuoco lento per 4 minuti fino a quando il maiale sarà cotto. Mescolare la farina di mais a una pasta con il vino o lo sherry e l'acqua, mescolare nella padella e cuocere a fuoco lento, mescolando, fino a quando la salsa non si schiarisce e si addensa. Versare sopra la frittella di pasta per servire.

Maiale e gamberi con frittella di noodle

Per 4 persone

30 ml / 2 cucchiai di olio di arachidi

5 ml / 1 cucchiaino di sale

4 cipolline (scalogno), tritate

1 spicchio d'aglio, schiacciato

225 g di maiale magro, tagliato a listarelle

100 g di funghi, affettati

4 gambi di sedano, affettati

225 g di gamberi sgusciati

30 ml / 2 cucchiai di salsa di soia

10 ml / 1 cucchiaino di farina di mais (amido di mais)

45 ml / 3 cucchiai d'acqua

frittella di noodle

Riscaldare l'olio e il sale e soffriggere i cipollotti e l'aglio finché non si saranno ammorbiditi. Aggiungere la carne di maiale e saltare in padella finché non sarà leggermente dorata. Aggiungere i funghi e il sedano e saltare in padella per 2 minuti. Aggiungere i gamberi, cospargere di salsa di soia e mescolare finché non si saranno riscaldati. Mescolare la farina di mais e l'acqua fino a ottenere una pasta, mescolare nella padella e cuocere a fuoco lento, mescolando, fino a quando non è caldo. Versare sopra la frittella di pasta per servire.

Maiale con salsa di ostriche

Per 4-6 persone

450 g / 1 libbra di maiale magro

15 ml / 1 cucchiaio di farina di mais (amido di mais)

10 ml / 2 cucchiaini di vino di riso o sherry secco

Un pizzico di zucchero

45 ml / 3 cucchiai di olio di arachidi

10 ml / 2 cucchiaini d'acqua

30 ml / 2 cucchiai di salsa di ostriche

pepe appena macinato

1 fetta di radice di zenzero, tritata

60 ml / 4 cucchiai di brodo di pollo

Affettare sottilmente la carne di maiale contro il grano. Mescolare 5 ml / 1 cucchiaino di farina di mais con il vino o lo sherry, lo zucchero e 5 ml / 1 cucchiaino di olio, aggiungere al maiale e mescolare bene per ricoprire. Frullate la restante farina di mais con l'acqua, la salsa di ostriche e un pizzico di pepe. Riscaldare l'olio rimanente e soffriggere lo zenzero per 1 minuto. Aggiungere la carne di maiale e saltare in padella finché non sarà leggermente dorata. Aggiungere il brodo e il composto di acqua e salsa di ostriche, portare a ebollizione, coprire e cuocere a fuoco lento per 3 minuti.

Maiale con arachidi

Per 4 persone

450 g / 1 lb di maiale magro, a cubetti

15 ml / 1 cucchiaio di farina di mais (amido di mais)

5 ml / 1 cucchiaino di sale

1 albume d'uovo

3 cipolline (scalogno), tritate

1 spicchio d'aglio, tritato

1 fetta di radice di zenzero, tritata

45 ml / 3 cucchiai di brodo di pollo

15 ml / 1 cucchiaio di vino di riso o sherry secco

15 ml / 1 cucchiaio di salsa di soia

10 ml / 2 cucchiaini di melassa nera

45 ml / 3 cucchiai di olio di arachidi

½ cetriolo, a cubetti

25 g / 1 oz / ¼ tazza di arachidi sgusciate

5 ml / 1 cucchiaino di olio al peperoncino

Mescolare il maiale con metà della farina di mais, il sale e l'albume e mescolare bene per ricoprire il maiale. Mescolare la farina di mais rimanente con i cipollotti, l'aglio, lo zenzero, il brodo, il vino o lo sherry, la salsa di soia e la melassa. Scaldare l'olio e saltare in padella il maiale fino a quando non sarà leggermente dorato, quindi rimuoverlo dalla padella. Aggiungere il cetriolo nella padella e saltare in padella per qualche minuto. Rimetti il maiale nella padella e mescola leggermente. Incorporare la miscela di condimento, portare a ebollizione e cuocere a fuoco lento, mescolando, fino a quando la salsa non si schiarisce e si addensa. Mescolare le arachidi e l'olio al peperoncino e scaldare prima di servire.

Maiale con peperoni

Per 4 persone

45 ml / 3 cucchiai di olio di arachidi

225 g di maiale magro, a cubetti

1 cipolla, a dadini

2 peperoni verdi, tagliati a dadini

½ cespo di foglie cinesi, tagliate a cubetti

1 fetta di radice di zenzero, tritata

15 ml / 1 cucchiaio di salsa di soia

15 ml / 1 cucchiaio di zucchero

2,5 ml / ½ cucchiaino di sale

Riscaldare l'olio e saltare in padella il maiale per circa 4 minuti fino a doratura. Aggiungere la cipolla e saltare in padella per circa 1 minuto. Aggiungere i peperoni e saltare in padella per 1 minuto. Aggiungere le foglie cinesi e saltare in padella per 1 minuto. Mescolare gli altri ingredienti, mescolarli nella padella e saltare in padella per altri 2 minuti.

Maiale piccante con sottaceti

Per 4 persone

900 g di costolette di maiale

30 ml / 2 cucchiai di farina di mais (amido di mais)

45 ml / 3 cucchiai di salsa di soia

30 ml / 2 cucchiai di sherry dolce

5 ml / 1 cucchiaino di radice di zenzero grattugiata

2,5 ml / ½ cucchiaino di polvere di cinque spezie

pizzico di pepe appena macinato

olio per friggere

60 ml / 4 cucchiai di brodo di pollo

Verdure sottaceto cinesi

Taglia le costolette, eliminando tutto il grasso e le ossa. Mescolare insieme la farina di mais, 30 ml / 2 cucchiai di salsa di soia, lo sherry, lo zenzero, la polvere alle cinque spezie e il pepe. Versare sopra il maiale e mescolare per rivestirlo completamente. Coprite e lasciate marinare per 2 ore girando di tanto in tanto. Riscaldare l'olio e friggere il maiale fino a doratura e cottura. Scolare su carta assorbente. Tagliate la carne di maiale a fette spesse, trasferite su un piatto da portata caldo e tenete al caldo. Mescolare il brodo e la salsa di soia rimanente in un pentolino.

Portare a ebollizione e versarvi sopra le fettine di maiale. Servire guarnito con sottaceti misti.

Maiale con salsa di prugne

Per 4 persone

450 g di maiale stufato, a dadini

2 spicchi d'aglio, schiacciati

sale

60 ml / 4 cucchiai di ketchup di pomodoro (catsup)

30 ml / 2 cucchiai di salsa di soia

45 ml / 3 cucchiai di salsa di prugne

5 ml / 1 cucchiaino di curry in polvere

5 ml / 1 cucchiaino di paprika

2,5 ml / ½ cucchiaino di pepe macinato fresco

45 ml / 3 cucchiai di olio di arachidi

6 cipollotti (scalogno), tagliati a listarelle

4 carote, tagliate a listarelle

Marinare la carne con l'aglio, il sale, il ketchup, la salsa di soia, la salsa di prugne, il curry in polvere, la paprika e il pepe per 30 minuti. Riscaldare l'olio e friggere la carne fino a quando sarà leggermente dorata. Togli dal wok. Aggiungere le verdure all'olio e friggere finché sono teneri. Rimettere la carne nella padella e riscaldarla delicatamente prima di servire.

Maiale con Gamberi

Per 6-8 persone

900 g / 2 libbre di maiale magro

30 ml / 2 cucchiai di olio di arachidi

1 cipolla, affettata

1 cipollotto (scalogno), tritato

2 spicchi d'aglio, schiacciati

30 ml / 2 cucchiai di salsa di soia

50 g di gamberi sgusciati, tritati

(terra)

600 ml / 1 pt / 2½ tazze di acqua bollente

15 ml / 1 cucchiaio di zucchero

Portare a ebollizione una pentola d'acqua, aggiungere la carne di maiale, coprire e cuocere a fuoco lento per 10 minuti. Togliere dalla padella e scolare bene poi tagliarli a cubetti. Scaldare l'olio e soffriggere la cipolla, il cipollotto e l'aglio finché non saranno leggermente dorati. Aggiungere il maiale e friggere fino a quando non sarà leggermente dorato. Aggiungere la salsa di soia e i gamberi e saltare in padella per 1 minuto. Aggiungere l'acqua bollente e lo zucchero, coprire e cuocere a fuoco lento per circa 40 minuti finché il maiale non sarà tenero.

Carne di maiale cotta in rosso

Per 4 persone

675 g di maiale magro a cubetti

250 ml / 8 fl oz / 1 tazza d'acqua

1 fetta di radice di zenzero, schiacciata

60 ml / 4 cucchiai di salsa di soia

15 ml / 1 cucchiaio di vino di riso o sherry secco

5 ml / 1 cucchiaino di sale

10 ml / 2 cucchiaini di zucchero di canna

Mettere la carne di maiale e l'acqua in una padella e portare l'acqua a ebollizione. Aggiungere lo zenzero, la salsa di soia, lo sherry e il sale, coprire e cuocere a fuoco lento per 45 minuti. Aggiungere lo zucchero, girare la carne, coprire e cuocere a fuoco lento per altri 45 minuti fino a quando il maiale è tenero.

Maiale in salsa rossa

Per 4 persone

30 ml / 2 cucchiai di olio di arachidi

225 g di rognone di maiale, tagliato a listarelle

450 g / 1 libbra di maiale, tagliato a listarelle

1 cipolla, affettata

4 cipollotti (scalogno), tagliati a listarelle

2 carote, tagliate a listarelle

1 gambo di sedano, tagliato a listarelle

1 peperone rosso, tagliato a listarelle

45 ml / 3 cucchiai di salsa di soia

45 ml / 3 cucchiai di vino bianco secco

300 ml / ½ pt / 1¼ tazze di brodo di pollo

30 ml / 2 cucchiai di salsa di prugne

30 ml / 2 cucchiai di aceto di vino

5 ml / 1 cucchiaino di polvere di cinque spezie

5 ml / 1 cucchiaino di zucchero di canna

15 ml / 1 cucchiaio di farina di mais (amido di mais)

15 ml / 1 cucchiaio di acqua

Scaldare l'olio e soffriggere i rognoni per 2 minuti, quindi rimuoverli dalla padella. Riscaldare l'olio e friggere il maiale fino a quando non sarà leggermente dorato. Aggiungere le verdure e saltare in padella per 3 minuti. Aggiungere la salsa di soia, il vino, il brodo, la salsa di prugne, l'aceto di vino, la polvere di cinque spezie e lo zucchero, portare a ebollizione, coprire e cuocere a fuoco lento per 30 minuti fino a cottura. Aggiungi i rognoni. Mescolare insieme la farina di mais e l'acqua e mescolare nella padella. Portare a ebollizione quindi cuocere a fuoco lento, mescolando, finché la salsa non si sarà addensata.

Maiale con spaghetti di risc

Per 4 persone

4 funghi cinesi secchi

100 g di spaghetti di riso

225 g di maiale magro, tagliato a listarelle

15 ml / 1 cucchiaio di farina di mais (amido di mais)

15 ml / 1 cucchiaio di salsa di soia

15 ml / 1 cucchiaio di vino di riso o sherry secco

45 ml / 3 cucchiai di olio di arachidi

2,5 ml / ½ cucchiaino di sale

1 fetta di radice di zenzero, tritata

2 gambi di sedano, tritati

120 ml / 4 fl oz / ½ tazza di brodo di pollo

2 cipolline (scalogno), affettate

Mettere a bagno i funghi in acqua tiepida per 30 minuti, quindi scolarli. Scartare e gambi e affettare i cappelli. Mettere a bagno le tagliatelle in acqua tiepida per 30 minuti quindi scolarle e tagliarle a pezzi di 5 cm / 2. Metti la carne di maiale in una ciotola. Mescolare insieme la farina di mais, la salsa di soia e il vino o lo sherry, versare sopra il maiale e mescolare per ricoprire. Scaldare l'olio e soffriggere il sale e lo zenzero per pochi secondi. Aggiungere la carne di maiale e saltare in padella finché non sarà leggermente dorata. Aggiungere i funghi e il sedano e saltare in padella per 1 minuto. Aggiungere il brodo, portare a ebollizione, coprire e cuocere a fuoco lento per 2 minuti. Aggiungere e le tagliatelle e scaldare per 2 minuti. Mescolare i cipollotti e servire subito.

Ricche polpette di maiale

Per 4 persone

450 g / 1 libbra di maiale tritato (macinato)

100 g di tofu schiacciato

4 castagne d'acqua, tritate finemente

sale e pepe macinato fresco

120 ml / 4 fl oz / ½ tazza di olio di arachidi

1 fetta di radice di zenzero, tritata

600 ml / 1 pt / 2½ tazze di brodo di pollo

15 ml / 1 cucchiaio di salsa di soia

5 ml / 1 cucchiaino di zucchero di canna

5 ml / 1 cucchiaino di vino di riso o sherry secco

Mescolare la carne di maiale, il tofu e le castagne e condire con sale e pepe. Formare delle palline grandi. Scaldare l'olio e friggere le polpette di maiale fino a doratura su tutti i lati, quindi toglierle dalla padella. Scolare l'olio tranne 15 ml / 1 cucchiaio e aggiungere lo zenzero, il brodo, la salsa di soia, lo zucchero e il vino o lo sherry. Rimettere le polpette nella padella, portare a ebollizione e cuocere a fuoco lento per 20 minuti fino a cottura completa.

Braciole Di Maiale Arrosto

Per 4 persone

4 costolette di maiale

75 ml / 5 cucchiai di salsa di soia

olio per friggere

100 g di coste di sedano

3 cipolline (scalogno), tritate

1 fetta di radice di zenzero, tritata

15 ml / 1 cucchiaio di vino di riso o sherry secco

120 ml / 4 fl oz / ½ tazza di brodo di pollo

sale e pepe macinato fresco

5 ml / 1 cucchiaino di olio di sesamo

Immergere le costolette di maiale nella salsa di soia fino a quando non saranno ben ricoperte. Riscaldare l'olio e friggere le costolette fino a doratura. Rimuovere e scolare bene. Disporre il sedano sulla base di una pirofila bassa. Cospargere con i cipollotti e lo zenzero e adagiarvi sopra le costolette di maiale. Versare sopra il vino o lo sherry e il brodo e condire con sale e pepe. Cospargere con olio di sesamo. Cuocere in forno preriscaldato a 200 ° C / 400 ° C / gas mark 6 per 15 minuti.

Maiale Speziato

Per 4 persone

1 cetriolo, a cubetti

sale

450 g / 1 lb di maiale magro, a cubetti

5 ml / 1 cucchiaino di sale

45 ml / 3 cucchiai di salsa di soia

30 ml / 2 cucchiai di vino di riso o sherry secco

30 ml / 2 cucchiai di farina di mais (amido di mais)

15 ml / 1 cucchiaio di zucchero di canna

60 ml / 4 cucchiai di olio di arachidi

1 fetta di radice di zenzero, tritata

1 spicchio d'aglio, tritato

1 peperoncino rosso, privato dei semi e tritato

60 ml / 4 cucchiai di brodo di pollo

Cospargere il cetriolo di sale e lasciarlo da parte. Mescolare insieme il maiale, il sale, 15 ml / 1 cucchiaio di salsa di soia, 15 ml / 1 cucchiaio di vino o sherry, 15 ml / 1 cucchiaio di farina di mais, lo zucchero di canna e 15 ml / 1 cucchiaio di olio. Lasciar riposare per 30 minuti quindi sollevare la carne dalla marinata. Riscaldare l'olio rimanente e saltare in padella il maiale fino a quando non sarà leggermente dorato. Aggiungere lo zenzero, l'aglio e il peperoncino e saltare in padella per 2 minuti. Aggiungere il cetriolo e saltare in padella per 2 minuti. Mescolare il brodo e la salsa di soia rimanente, il vino o lo sherry e la farina di mais nella marinata. Mescolate il tutto nella padella e portate a ebollizione, mescolando. Cuocere a fuoco lento, mescolando, fino a quando la salsa non si schiarisce e si addensa e continua a cuocere a fuoco lento finché la carne non è cotta.

Fette Di Maiale Scivolose

Per 4 persone

225 g di maiale magro, a fette

2 albumi d'uovo

15 ml / 1 cucchiaio di farina di mais (amido di mais)

45 ml / 3 cucchiai di olio di arachidi

50 g / 2 oz germogli di bambù, affettati

6 cipolline (scalogno), tritate

2,5 ml / ½ cucchiaino di sale

15 ml / 1 cucchiaio di vino di riso o sherry secco

150 ml / ¼ pt / generoso ½ tazza di brodo di pollo

Mescolare la carne di maiale con gli albumi e la farina di mais fino a quando non sarà ben ricoperta. Scaldare l'olio e saltare in padella il maiale fino a quando non sarà leggermente dorato, quindi rimuoverlo dalla padella. Aggiungere i germogli di bambù e i cipollotti e soffriggere per 2 minuti. Rimetti il maiale nella padella con il sale, il vino o lo sherry e il brodo di pollo. Portare a ebollizione e cuocere a fuoco lento, mescolando per 4 minuti fino a quando il maiale è cotto.

Maiale con spinaci e carote

Per 4 persone

225 g di maiale magro

2 carote, tagliate a listarelle

225 g di spinaci

45 ml / 3 cucchiai di olio di arachidi

1 cipollotto (scalogno), tritato finemente

15 ml / 1 cucchiaio di salsa di soia

2,5 ml / ½ cucchiaino di sale

10 ml / 2 cucchiaini di farina di mais (amido di mais)

30 ml / 2 cucchiai d'acqua

Affettate sottilmente la carne di maiale contro la granella, quindi tagliatela a listarelle. Sbollentare le carote per circa 3 minuti, quindi scolarle. Taglia a metà le foglie di spinaci. Riscaldare l'olio e friggere il cipollotto fino a renderlo traslucido. Aggiungere la carne di maiale e saltare in padella finché non sarà leggermente dorata. Aggiungere le carote e la salsa di soia e saltare in padella per 1 minuto. Aggiungere il sale e gli spinaci e saltare in padella per circa 30 secondi finché non inizia ad ammorbidirsi. Mescolare la farina di mais e l'acqua fino a ottenere una pasta, mescolarla alla salsa e saltare in padella fino a quando non sarà chiara, quindi servire subito.

Maiale Al Vapore

Per 4 persone

450 g / 1 lb di maiale magro, a cubetti

120 ml / 4 fl oz / ½ tazza di salsa di soia

120 ml / 4 fl oz / ½ tazza di vino di riso o sherry secco

15 ml / 1 cucchiaio di zucchero di canna

Mescola tutti gli ingredienti e mettili in una ciotola resistente al calore. Cuocere a vapore su una griglia su acqua bollente per circa 1 ora e mezza fino a cottura completa.

Carne di maiale saltata in padella

Per 4 persone

25 g / 1 oz di funghi cinesi secchi

15 ml / 1 cucchiaio di olio di arachidi

450 g / 1 lb di maiale magro, a fette

1 peperone verde, tagliato a dadini

15 ml / 1 cucchiaio di salsa di soia

15 ml / 1 cucchiaio di vino di riso o sherry secco

5 ml / 1 cucchiaino di sale

5 ml / 1 cucchiaino di olio di sesamo

Mettere a bagno i funghi in acqua tiepida per 30 minuti, quindi scolarli. Scartare i gambi e affettare i cappelli. Riscaldare l'olio e saltare in padella il maiale fino a quando non sarà leggermente dorato. Aggiungere il pepe e saltare in padella per 1 minuto. Aggiungere i funghi, la salsa di soia, il vino o lo sherry e il sale e saltare in padella per alcuni minuti fino a quando la carne è cotta. Mescolare l'olio di sesamo prima di servire.

Maiale con Patate Dolci

Per 4 persone

olio per friggere

2 patate dolci grandi, affettate

30 ml / 2 cucchiai di olio di arachidi

1 fetta di radice di zenzero, affettata

1 cipolla, affettata

450 g / 1 lb di maiale magro, a cubetti

15 ml / 1 cucchiaio di salsa di soia

2,5 ml / ½ cucchiaino di sale

pepe appena macinato

250 ml / 8 fl oz / 1 tazza di brodo di pollo

30 ml / 2 cucchiai di curry in polvere

Riscaldare l'olio e friggere le patate dolci fino a dorarle. Togliere dalla padella e scolare bene. Riscaldare l'olio di arachidi (arachidi) e friggere lo zenzero e la cipolla fino a quando saranno leggermente dorati. Aggiungere la carne di maiale e saltare in padella finché non sarà leggermente dorata. Aggiungere la salsa di soia, il sale e un pizzico di pepe, quindi incorporare il brodo e il curry in polvere, portare a ebollizione e cuocere a fuoco lento, mescolando per 1 minuto. Aggiungere le patate fritte, coprire e cuocere a fuoco lento per 30 minuti fino a quando il maiale è cotto.

Maiale in agrodolce

Per 4 persone

450 g / 1 lb di maiale magro, a cubetti

15 ml / 1 cucchiaio di vino di riso o sherry secco

15 ml / 1 cucchiaio di olio di arachidi

5 ml / 1 cucchiaino di curry in polvere

1 uovo, sbattuto

sale

100 g di farina di mais (amido di mais)

olio per friggere

1 spicchio d'aglio, schiacciato

75 g / 3 oz / ½ tazza di zucchero

50 g di ketchup di pomodoro (ketchup)

5 ml / 1 cucchiaino di aceto di vino

5 ml / 1 cucchiaino di olio di sesamo

Mescolare il maiale con il vino o lo sherry, l'olio, il curry in polvere, l'uovo e un po 'di sale. Mescolare la farina di mais fino a coprire il maiale con la pastella. Scaldare l'olio fino a quando non fuma, quindi aggiungere i cubetti di maiale qualche volta. Friggere per circa 3 minuti poi scolare e mettere da parte. Riscaldare l'olio e friggere di nuovo i cubetti per circa 2 minuti. Rimuovere e scolare. Riscaldare l'aglio, lo zucchero, il ketchup e l'aceto di vino, mescolando fino a quando lo zucchero si è sciolto. Portare a ebollizione quindi aggiungere i cubetti di maiale e mescolare bene. Mescolare l'olio di sesamo e servire.

Maiale Salato

Per 4 persone

30 ml / 2 cucchiai di olio di arachidi

450 g / 1 lb di maiale magro, a cubetti

3 cipolline (scalogno), affettate

2 spicchi d'aglio, schiacciati

1 fetta di radice di zenzero, tritata

250 ml / 8 fl oz / 1 tazza di salsa di soia

30 ml / 2 cucchiai di vino di riso o sherry secco

30 ml / 2 cucchiai di zucchero di canna

5 ml / 1 cucchiaino di sale

600 ml / 1 pt / 2½ tazze d'acqua

Riscaldare l'olio e friggere il maiale fino a doratura. Scolare l'olio in eccesso, aggiungere i cipollotti, l'aglio e lo zenzero e soffriggere per 2 minuti. Aggiungere la salsa di soia, il vino o lo sherry, lo zucchero e il sale e mescolare bene. Aggiungere l'acqua, portare a ebollizione, coprire e cuocere a fuoco lento per 1 ora.

Maiale con Tofu

Per 4 persone

450 g / 1 libbra di maiale magro

45 ml / 3 cucchiai di olio di arachidi

1 cipolla, affettata

1 spicchio d'aglio, schiacciato

225 g di tofu a cubetti

375 ml di brodo di pollo

15 ml / 1 cucchiaio di zucchero di canna

60 ml / 4 cucchiai di salsa di soia

2,5 ml / ½ cucchiaino di sale

Mettere la carne di maiale in una casseruola e coprire con acqua. Portare a ebollizione e cuocere a fuoco lento per 5 minuti. Scolateli e fateli raffreddare poi tagliateli a cubetti.

Scaldare l'olio e soffriggere la cipolla e l'aglio fino a quando saranno leggermente dorati. Aggiungere il maiale e friggere fino a quando non sarà leggermente dorato. Aggiungere il tofu e mescolare delicatamente fino a quando non sarà ricoperto di olio. Aggiungere il brodo, lo zucchero, la salsa di soia e il sale, portare a ebollizione, coprire e cuocere a fuoco lento per circa 40 minuti finché il maiale non sarà tenero.

Maiale Fritto Morbido

Per 4 persone

225 g di filetto di maiale, a cubetti

1 albume d'uovo

30 ml / 2 cucchiai di vino di riso o sherry secco

sale

225 g di farina di mais (amido di mais)

olio per friggere

Mescolare il maiale con l'albume, il vino o lo sherry e un po 'di sale. Lavorare gradualmente una quantità sufficiente di farina di mais per ottenere una pastella densa. Riscaldare l'olio e friggere la carne di maiale fino a doratura, croccante fuori e tenera dentro.

Carne di maiale cotta due volte

Per 4 persone

225 g di maiale magro

45 ml / 3 cucchiai di olio di arachidi

2 peperoni verdi, tagliati a pezzi

2 spicchi d'aglio, tritati

2 cipolline (scalogno), affettate

15 ml / 1 cucchiaio di salsa di fagioli piccanti

15 ml / 1 cucchiaio di brodo di pollo

5 ml / 1 cucchiaino di zucchero

Mettere il pezzo di maiale in una padella, coprire con acqua, portare a ebollizione e cuocere a fuoco lento per 20 minuti fino a cottura completa. Togliere e scolare quindi lasciar raffreddare. Affetta sottilmente.

Riscaldare l'olio e saltare in padella il maiale fino a quando non sarà leggermente dorato. Aggiungere i peperoni, l'aglio e i cipollotti e soffriggere per 2 minuti. Togliere dalla padella. Aggiungere la salsa di fagioli, il brodo e lo zucchero nella padella e cuocere a fuoco lento, mescolando, per 2 minuti. Restituire il maiale e i peperoni e saltare in padella fino a quando non si saranno riscaldati. Servire subito.

Maiale con verdure

Per 4 persone

2 spicchi d'aglio, schiacciati

5 ml / 1 cucchiaino di sale

2,5 ml / ½ cucchiaino di pepe macinato fresco

30 ml / 2 cucchiai di olio di arachidi

30 ml / 2 cucchiai di salsa di soia

Cimette di broccoli da 225 g

200 g di cimette di cavolfiore

1 peperone rosso, tagliato a dadini

1 cipolla, tritata

2 arance, sbucciate e tagliate a cubetti

1 pezzo di zenzero a gambo, tritato

30 ml / 2 cucchiai di farina di mais (amido di mais)

300 ml / ½ pt / 1¼ tazze di acqua

20 ml / 2 cucchiai di aceto di vino

15 ml / 1 cucchiaio di miele

un pizzico di zenzero macinato

2,5 ml / ½ cucchiaino di cumino

Schiacciare l'aglio, il sale e il pepe nella carne. Riscaldare l'olio e soffriggere la carne fino a quando non sarà leggermente dorata. Togliere dalla padella. Aggiungere la salsa di soia e le verdure nella padella e saltare in padella finché sono teneri ma ancora croccanti. Aggiungere le arance e lo zenzero. Mescolare la farina di mais e l'acqua e mescolare nella padella con l'aceto di vino, il miele, lo zenzero e il cumino. Portare a ebollizione e cuocere a fuoco lento, mescolando, per 2 minuti. Rimetti il maiale nella padella e riscaldalo prima di servire.

Maiale alle noci

Per 4 persone

50 g / 2 oz / ½ tazza di noci

225 g di maiale magro, tagliato a listarelle

30 ml / 2 cucchiai di farina semplice (per tutti gli usi)

30 ml / 2 cucchiai di zucchero di canna

30 ml / 2 cucchiai di salsa di soia

olio per friggere

15 ml / 1 cucchiaio di olio di arachidi

Sbollentare le noci in acqua bollente per 2 minuti poi scolarle. Mescolare la carne di maiale con la farina, lo zucchero e 15 ml / 1 cucchiaio di salsa di soia fino a ottenere un composto omogeneo. Riscaldare l'olio e friggere il maiale fino a renderlo croccante e dorato. Scolare su carta assorbente. Riscaldare l'olio di arachidi (arachidi) e saltare in padella le noci fino a dorarle. Aggiungere il maiale nella padella, cospargere con la salsa di soia rimanente e saltare in padella fino a quando non si sarà riscaldato.

Fagottini Di Maiale

Per 4 persone

450 g / 1 libbra di maiale tritato (macinato)

1 cipollotto (scalogno), tritato

225 g di verdure miste, tritate

30 ml / 2 cucchiai di salsa di soia

5 ml / 1 cucchiaino di sale

40 pelli di wonton

olio per friggere

Riscaldare una padella e friggere il maiale e il cipollotto fino a quando saranno leggermente dorati. Togliere dal fuoco e incorporare le verdure, la salsa di soia e il sale.

Per piegare i wonton, tieni la pelle nel palmo della mano sinistra e versa un po 'di ripieno al centro. Inumidite i bordi con l'uovo e piegate la pelle in un triangolo, sigillando i bordi. Inumidisci gli angoli con l'uovo e girali insieme.

Scaldare l'olio e friggere i wonton pochi alla volta fino a dorarli. Scolare bene prima di servire.

Per 4 persone

45 ml / 3 cucchiai di olio di arachidi

1 spicchio d'aglio, schiacciato

1 cipollotto (scalogno), tritato

1 fetta di radice di zenzero, tritata

225 g di maiale magro, tagliato a listarelle

100 g di castagne d'acqua, tagliate a fettine sottili

45 ml / 3 cucchiai di salsa di soia

15 ml / 1 cucchiaio di vino di riso o sherry secco

5 ml / 1 cucchiaino di farina di mais (amido di mais)

Riscaldare l'olio e soffriggere l'aglio, il cipollotto e lo zenzero finché non saranno leggermente dorati. Aggiungere la carne di maiale e saltare in padella per 10 minuti fino a doratura. Aggiungere le castagne d'acqua e saltare in padella per 3 minuti. Aggiungere gli altri ingredienti e saltare in padella per 3 minuti.

Wontons di maiale e gamberi

Per 4 persone

225 g / 8 oz di maiale tritato (macinato)

2 cipolline (scalogno), tritate

100 g di verdure miste, tritate

100 g di funghi tritati

225 g di gamberi sgusciati, tritati

15 ml / 1 cucchiaio di salsa di soia

2,5 ml / ½ cucchiaino di sale

40 pelli di wonton

olio per friggere

Riscaldare una padella e friggere il maiale e i cipollotti fino a dorarli leggermente. Incorporare gli altri ingredienti.

Per piegare i wonton, tieni la pelle nel palmo della mano sinistra e versa un po 'di ripieno al centro. Inumidite i bordi con l'uovo e piegate la pelle in un triangolo, sigillando i bordi. Inumidisci gli angoli con l'uovo e girali insieme.

Scaldare l'olio e friggere i wonton pochi alla volta fino a dorarli. Scolare bene prima di servire.

Polpette Di Carne Macinate Al Vapore

Per 4 persone

2 spicchi d'aglio, schiacciati

2,5 ml / ½ cucchiaino di sale

450 g / 1 libbra di maiale tritato (macinato)

1 cipolla, tritata

1 peperone rosso, tritato

1 peperone verde, tritato

2 pezzi di zenzero a gambo, tritato

5 ml / 1 cucchiaino di curry in polvere

5 ml / 1 cucchiaino di paprika

1 uovo, sbattuto

45 ml / 3 cucchiai di farina di mais (amido di mais)

50 g di riso a grani corti

sale e pepe macinato fresco

60 ml / 4 cucchiai di erba cipollina tritata

Mescolare l'aglio, il sale, il maiale, la cipolla, i peperoni, lo zenzero, il curry e la paprika. Lavorare l'uovo nel composto con la maizena e il riso. Condite con sale e pepe quindi incorporate l'erba cipollina. Con le mani bagnate, modellare il composto in piccole palline. Metterli in un cestello per la cottura a vapore, coprire e cuocere su acqua bollente per 20 minuti fino a cottura ultimata.

Per 4 persone

900 g di costine di maiale

2 spicchi d'aglio, schiacciati

2 cipolline (scalogno), tritate

30 ml / 2 cucchiai di salsa di fagioli neri

30 ml / 2 cucchiai di vino di riso o sherry secco

15 ml / 1 cucchiaio di acqua

30 ml / 2 cucchiai di salsa di soia

15 ml / 1 cucchiaio di farina di mais (amido di mais)

5 ml / 1 cucchiaino di zucchero

120 ml / 4 fl oz ½ tazza di acqua

30 ml / 2 cucchiai di olio

2,5 ml / ½ cucchiaino di sale

120 ml / 4 fl oz / ½ tazza di brodo di pollo

Tagliare le costine a 2,5 cm / 1 a pezzi. Mescolare l'aglio, i cipollotti, la salsa di fagioli neri, il vino o lo sherry, l'acqua e 15 ml / 1 cucchiaio di salsa di soia. Mescolare la restante salsa di soia con la maizena, lo zucchero e l'acqua. Riscaldare l'olio e il sale e friggere le costine fino a dorarle. Scolare l'olio. Aggiungere il composto di aglio e saltare in padella per 2 minuti. Aggiungere il brodo, portare a ebollizione, coprire e cuocere a fuoco lento per 4 minuti. Incorporare la miscela di farina di mais e cuocere a fuoco lento, mescolando, fino a quando la salsa non si schiarisce e si addensa.

Costine alla brace

Per 4 persone

3 spicchi d'aglio, schiacciati

75 ml / 5 cucchiai di salsa di soia

60 ml / 4 cucchiai di salsa hoisin

60 ml / 4 cucchiai di vino di riso o sherry secco

45 ml / 3 cucchiai di zucchero di canna

30 ml / 2 cucchiai di passata di pomodoro (pasta)

900 g di costine di maiale

15 ml / 1 cucchiaio di miele

Mescolare l'aglio, la salsa di soia, la salsa hoisin, il vino o lo sherry, lo zucchero di canna e la passata di pomodoro, versare sulle costine, coprire e lasciare marinare per una notte.

Scolare le costine e disporle su una griglia in una teglia con un po 'd'acqua sotto. Cuocere in forno preriscaldato a 180 ° C / 350 ° F / gas mark 4 per 45 minuti, bagnando di tanto in tanto con la marinata, riservando 30 ml / 2 cucchiai di marinata. Mescolare la marinata riservata con il miele e spennellare le costine. Barbecue o grill (grigliare) sotto una griglia calda per circa 10 minuti.

Costine di acero alla brace

Per 4 persone

900 g di costine di maiale

60 ml / 4 cucchiai di sciroppo d'acero

5 ml / 1 cucchiaino di sale

5 ml / 1 cucchiaino di zucchero

45 ml / 3 cucchiai di salsa di soia

15 ml / 1 cucchiaio di vino di riso o sherry secco

1 spicchio d'aglio, schiacciato

Tagliate le costine a pezzi di 5 cm / 2 e mettetele in una ciotola. Mescolare insieme tutti gli ingredienti, aggiungere le costine e mescolare bene. Coprite e lasciate marinare per una notte. Grigliate (grigliate) o grigliate a fuoco medio per circa 30 minuti.

Costine Fritte

Per 4 persone

900 g di costine di maiale

120 ml / 4 fl oz / ½ tazza di ketchup di pomodoro (catsup)

120 ml / 4 fl oz / ½ tazza di aceto di vino

60 ml / 4 cucchiai di chutney di mango

45 ml / 3 cucchiai di vino di riso o sherry secco

2 spicchi d'aglio, tritati

5 ml / 1 cucchiaino di sale

45 ml / 3 cucchiai di salsa di soia

30 ml / 2 cucchiai di miele

15 ml / 1 cucchiaio di curry dolce in polvere

15 ml / 1 cucchiaio di paprika

olio per friggere

60 ml / 4 cucchiai di erba cipollina tritata

Metti le costine in una ciotola. Mescolate insieme tutti gli ingredienti tranne l'olio e l'erba cipollina, versateci sopra le costine, coprite e lasciate marinare per almeno 1 ora. Riscaldare l'olio e friggere le costine fino a renderle croccanti. Servire cosparso di erba cipollina.

Costine con Porri

Per 4 persone

450 g / 1 libbra di costine di maiale

olio per friggere

250 ml / 8 fl oz / 1 tazza di brodo

30 ml / 2 cucchiai di ketchup di pomodoro (catsup)

2,5 ml / ½ cucchiaino di sale

2,5 ml / ½ cucchiaino di zucchero

2 porri, tagliati a pezzi

6 cipollotti (scalogno), tagliati a pezzi

50 g / 2 oz di cimette di broccoli

5 ml / 1 cucchiaino di olio di sesamo

Tagliare le costine a pezzi di 5 cm / 2. Riscaldare l'olio e friggere le costine fino a quando iniziano a dorarsi. Toglierli dalla padella e versare tutto tranne 30 ml / 2 cucchiai di olio. Aggiungere il brodo, il ketchup, il sale e lo zucchero, portare a ebollizione e cuocere a fuoco lento per 1 minuto. Rimettere le costine nella padella e cuocere a fuoco lento per circa 20 minuti finché sono teneri.

Nel frattempo scaldare altri 30 ml / 2 cucchiai di olio e soffriggere i porri, i cipollotti e i broccoli per circa 5 minuti.

Cospargere con olio di sesamo e disporre intorno a un piatto da portata caldo. Versare al centro le costine e la salsa e servire.

Costine ai Funghi

Per 4-6 persone

6 funghi cinesi secchi

900 g di costine di maiale

2 chiodi di garofano anice stellato

45 ml / 3 cucchiai di salsa di soia

5 ml / 1 cucchiaino di sale

15 ml / 1 cucchiaio di farina di mais (amido di mais)

Mettere a bagno i funghi in acqua tiepida per 30 minuti, quindi scolarli. Scartare e gambi e affettare i cappelli. Tagliare le costine a pezzi di 5 cm / 2. Portare a ebollizione una pentola d'acqua, aggiungere le costine e cuocere a fuoco lento per 15 minuti. Scolare bene. Rimettere le costine nella padella e coprire con acqua fredda. Aggiungere i funghi, l'anice stellato, la salsa di soia e il sale. Portare a ebollizione, coprire e cuocere a fuoco lento per circa 45 minuti fino a quando la carne sarà tenera. Mescolare la farina di mais con un po 'di acqua fredda, mescolarla nella padella e cuocere a fuoco lento, mescolando, fino a quando la salsa non si schiarisce e si addensa.

Costine all'arancia

Per 4 persone

900 g di costine di maiale

5 ml / 1 cucchiaino di formaggio grattugiato

5 ml / 1 cucchiaino di farina di mais (amido di mais)

45 ml / 3 cucchiai di vino di riso o sherry secco

sale

olio per friggere

15 ml / 1 cucchiaio di acqua

2,5 ml / ½ cucchiaino di zucchero

15 ml / 1 cucchiaio di passata di pomodoro (pasta)

2,5 ml / ½ cucchiaino di salsa al peperoncino

scorza grattugiata di 1 arancia

1 arancia, a fette

Tagliate le costine a pezzi e mescolatele con il formaggio, la farina di mais, 5 ml / 1 cucchiaino di vino o sherry e un pizzico di sale. Lasciar marinare per 30 minuti. Riscaldare l'olio e friggere le costine per circa 3 minuti fino a doratura. Scaldare 15 ml / 1 cucchiaio di olio in un wok, aggiungere l'acqua, lo zucchero, la passata di pomodoro, la salsa al peperoncino, la scorza d'arancia e il vino o lo sherry rimanenti e mescolare a fuoco lento per 2 minuti. Aggiungere la carne di maiale e mescolare finché non sarà ben ricoperta. Trasferire in un piatto da portata caldo e servire guarnito con fettine di arancia.

Per 4 persone

900 g di costine di maiale

600 ml / 1 pt / 2½ tazze d'acqua

30 ml / 2 cucchiai di olio di arachidi

2 spicchi d'aglio, tritati finemente

200 g di ananas in scatola in pezzi in succo di frutta

120 ml / 4 fl oz / ½ tazza di brodo di pollo

60 ml / 4 cucchiai di aceto di vino

50 g / 2 oz / ¼ di tazza di zucchero di canna

15 ml / 1 cucchiaio di salsa di soia

15 ml / 1 cucchiaio di farina di mais (amido di mais)

3 cipolline (scalogno), tritate

Mettere la carne di maiale e l'acqua in una padella, portare a ebollizione, coprire e cuocere a fuoco lento per 20 minuti. Scolare bene.

Riscaldare l'olio e soffriggere l'aglio fino a quando non sarà leggermente dorato. Aggiungere le costolette e saltare in padella fino a quando non saranno ben ricoperte di olio. Scolare i pezzi di ananas e aggiungere 120 ml di succo nella padella con il brodo, l'aceto di vino, lo zucchero e la salsa di soia. Portare a ebollizione, coprire e cuocere a fuoco lento per 10 minuti.

Aggiungere l'ananas sgocciolato. Mescolare la farina di mais con un po 'd'acqua, incorporarla nella salsa e cuocere a fuoco lento, mescolando, fino a quando la salsa non si schiarisce e si addensa. Servire cosparso di cipolline.

Per 4 persone

900 g di costine di maiale

450 g / 1 libbra di gamberi sgusciati

5 ml / 1 cucchiaino di zucchero

sale e pepe macinato fresco

30 ml / 2 cucchiai di farina semplice (per tutti gli usi)

1 uovo, leggermente sbattuto

100 g di pangrattato

olio per friggere

Tagliare le costine a pezzi di 5 cm / 2. Eliminate un po 'di carne e tritatela con i gamberi, lo zucchero, il sale e il pepe. Incorporare la farina e una quantità sufficiente di uova per rendere il composto appiccicoso. Schiacciare i pezzi di costina e cospargerli di pangrattato. Scaldare l'olio e friggere le costine fino a quando non vengono a galla. Scolare bene e servire caldo.

Costine al vino di riso

Per 4 persone

900 g di costine di maiale

450 ml / ¾ pt / 2 tazze d'acqua

60 ml / 4 cucchiai di salsa di soia

5 ml / 1 cucchiaino di sale

30 ml / 2 cucchiai di vino di riso

5 ml / 1 cucchiaino di zucchero

Tagliare le costole a pezzi di 2,5 cm / 1. Mettere in una padella con l'acqua, la salsa di soia e il sale, portare a ebollizione, coprire e cuocere a fuoco lento per 1 ora. Scolare bene. Scaldare una padella e aggiungere le costine, il vino di riso e lo zucchero. Saltare in padella a fuoco vivace fino a quando il liquido evapora.

Costine di maiale con semi di sesamo

Per 4 persone

900 g di costine di maiale

1 uovo

30 ml / 2 cucchiai di farina semplice (per tutti gli usi)

5 ml / 1 cucchiaino di farina di patate

45 ml / 3 cucchiai d'acqua

olio per friggere

30 ml / 2 cucchiai di olio di arachidi

30 ml / 2 cucchiai di ketchup di pomodoro (catsup)

30 ml / 2 cucchiai di zucchero di canna

10 ml / 2 cucchiaini di aceto di vino

45 ml / 3 cucchiai di semi di sesamo

4 foglie di lattuga

Tagliate le costine in 10 cm / 4 a pezzi e mettetele in una ciotola. Mescolare l'uovo con la farina, la farina di patate e l'acqua, incorporare le costine e lasciar riposare per 4 ore.

Riscaldare l'olio e friggere le costine fino a doratura, quindi rimuoverle e scolarle. Scaldare l'olio e soffriggere per qualche minuto il ketchup, lo zucchero di canna, l'aceto di vino. Aggiungere le costine e saltare in padella finché non sono completamente ricoperte. Cospargere con semi di sesamo e saltare in padella per 1 minuto. Disporre le foglie di lattuga su un piatto da portata caldo, guarnire con le costine e servire.

Per 4 persone

900 g di costine di maiale

600 ml / 1 pt / 2½ tazze d'acqua

30 ml / 2 cucchiai di olio di arachidi

2 spicchi d'aglio, schiacciati

5 ml / 1 cucchiaino di sale

100 g / 4 oz / ½ tazza di zucchero di canna

75 ml / 5 cucchiai di brodo di pollo

60 ml / 4 cucchiai di aceto di vino

100 g / 4 oz di ananas in scatola a pezzi sciroppati

15 ml / 1 cucchiaio di passata di pomodoro (pasta)

15 ml / 1 cucchiaio di salsa di soia

15 ml / 1 cucchiaio di farina di mais (amido di mais)

30 ml / 2 cucchiai di cocco essiccato

Mettere la carne di maiale e l'acqua in una padella, portare a ebollizione, coprire e cuocere a fuoco lento per 20 minuti. Scolare bene.

Scaldare l'olio e friggere le costine con l'aglio e il sale fino a doratura. Aggiungere lo zucchero, il brodo e l'aceto di vino e portare a ebollizione. Scolare l'ananas e aggiungere nella padella 30 ml / 2 cucchiai di sciroppo con la passata di pomodoro, la salsa di soia e la farina di mais. Mescolare bene e cuocere a fuoco lento, mescolando, fino a quando la salsa non si schiarisce e si addensa. Aggiungere l'ananas, cuocere a fuoco lento per 3 minuti e servire cosparso di cocco.

Costine Saltate

Per 4 persone

900 g di costine di maiale

1 uovo, sbattuto

5 ml / 1 cucchiaino di salsa di soia

5 ml / 1 cucchiaino di sale

10 ml / 2 cucchiaini di farina di mais (amido di mais)

10 ml / 2 cucchiaini di zucchero

60 ml / 4 cucchiai di olio di arachidi

250 ml / 8 fl oz / 1 tazza di aceto di vino

250 ml / 8 fl oz / 1 tazza d'acqua

250 ml / 8 fl oz / 1 tazza di vino di riso o sherry secco

Metti le costine in una ciotola. Mescolare l'uovo con la salsa di soia, il sale, metà della maizena e metà dello zucchero, unire alle costine e mescolare bene. Riscaldare l'olio e friggere le costine fino a dorarle. Aggiungere gli altri ingredienti, portare a ebollizione e cuocere a fuoco lento finché il liquido non sarà quasi evaporato.

Per 4 persone

900 g di costine di maiale

75 ml / 5 cucchiai di salsa di soia

30 ml / 2 cucchiai di vino di riso o sherry secco

2 uova sbattute

45 ml / 3 cucchiai di farina di mais (amido di mais)

olio per friggere

45 ml / 3 cucchiai di olio di arachidi

1 cipolla, affettata sottilmente

250 ml / 8 fl oz / 1 tazza di brodo di pollo

60 ml / 4 cucchiai di ketchup di pomodoro (catsup)

10 ml / 2 cucchiaini di zucchero di canna

Tagliare le costine a 2,5 cm / 1 a pezzi. Mescolare con 60 ml / 4 cucchiai di salsa di soia e il vino o lo sherry e lasciare marinare per 1 ora, mescolando di tanto in tanto. Scolare, scartando la marinata. Rivestire le costine nell'uovo e poi nella farina di mais. Riscaldare l'olio e friggere le costine, poche alla volta, fino a dorarle. Scolare bene. Riscaldare l'olio di arachidi (arachidi) e friggere la cipolla fino a renderla traslucida. Aggiungere il brodo, la salsa di soia rimanente, il ketchup e lo zucchero di canna e cuocere a fuoco lento per 1 minuto, mescolando. Aggiungere le costine e cuocere a fuoco lento per 10 minuti.

Maiale arrosto al barbecue

Per 4-6 persone

Spalla di maiale disossata da 1,25 kg

2 spicchi d'aglio, schiacciati

2 cipolline (scalogno), tritate

250 ml / 8 fl oz / 1 tazza di salsa di soia

120 ml / 4 fl oz / ½ tazza di vino di riso o sherry secco

100 g / 4 oz / ½ tazza di zucchero di canna

5 ml / 1 cucchiaino di sale

Metti la carne di maiale in una ciotola. Amalgamare i restanti ingredienti, versarvi sopra il maiale, coprire e lasciare marinare per 3 ore. Trasferire la carne di maiale e la marinata in una teglia e arrostire in forno preriscaldato a 200 ° C / 400 ° F / gas mark 6 per 10 minuti. Ridurre la temperatura a 160 ° C / 325 ° F / gas mark 3 per 1 ora e mezza fino a quando la carne di maiale è cotta.

Maiale freddo con senape

Per 4 persone

1 kg / 2 lb arrosto di maiale disossato

250 ml / 8 fl oz / 1 tazza di salsa di soia

120 ml / 4 fl oz / ½ tazza di vino di riso o sherry secco

100 g / 4 oz / ½ tazza di zucchero di canna

3 cipolline (scalogno), tritate

5 ml / 1 cucchiaino di sale

30 ml / 2 cucchiai di senape in polvere

Metti la carne di maiale in una ciotola. Mescolare tutti gli ingredienti rimanenti tranne la senape e versare sopra il maiale. Lasciar marinare per almeno 2 ore, imbastendo frequentemente. Foderare una teglia con carta stagnola e posizionare il maiale su una griglia nella teglia. Cuocere in forno preriscaldato a 200 ° C / 400 ° F / gas mark 6 per 10 minuti, quindi ridurre la temperatura a 160 ° C / 325 ° F / gas mark 3 per altre 1 ora e mezza finché il maiale è tenero. Lasciar raffreddare poi raffreddare in frigorifero. Affetta molto sottilmente. Mescolare la senape in polvere con acqua quanto basta per ottenere una pasta cremosa da servire con la carne di maiale.